古醫籍稀見版本影印存真文庫

萬方仙書

清·曹無極撰

中醫古籍出版社
Publishing House of Ancient Chinese Medical Books

图书在版编目（CIP）数据

万育仙书 /（清）曹无极撰．—北京：中医古籍出版社，2015.9（2024.7 重印）

（古医籍稀见版本影印存真文库）

ISBN 978-7-5152-0849-7

Ⅰ．①万… Ⅱ．①曹… Ⅲ．①气功－古籍－中国－清代 Ⅳ．① R249.49

中国版本图书馆 CIP 数据核字（2015）第 093419 号

古醫籍稀見版本影印存真文庫
萬育仙書　清・曹無極　撰

責任編輯　宋長恒
封面設計　張雅娣
出版發行　中醫古籍出版社
社　　址　北京市東城區東直門内南小街 16 號（100700）
電　　話　010-64089446（總編室）010-64002949（發行部）
網　　址　www.zhongyiguji.com.cn
印　　刷　北京市泰鋭印刷有限責任公司
開　　本　850mm × 1168mm　32 開
印　　張　11.125
字　　數　102 千字
版　　次　2015 年 9 月第 1 版　2024 年 7 月第 2 次印刷
書　　號　ISBN 978-7-5152-0849-7
定　　價　25.00 圓

國家古籍出版

專項經費資助項目

萬育仙書

據中國中醫科學院圖書館藏明天爵堂刊本影印原書版框高一八零毫米寬一一二毫米

出版説明

中醫藥學是中華民族優秀傳統文化的重要組成部分，是我國醫學科學的特色，也是生命科學中具有自主創新優勢的領域。歷代存留下來的中醫典籍是我國寶貴的文化遺産，其承載着中華民族特有的精神價值、思維方法、想象力和創造力，是中醫藥科技進步和創新的源泉。對中醫古籍進行保護與整理，即是保護了我國全部古籍中的一個重要的組成部分。

《古醫籍稀見版本影印存真文庫》在全面調查現存古醫籍版本情况的基礎上，遴選出五十餘種具有較高學術價值、文獻價值的古醫籍，對其稀見的版本進行搶救性地挖掘整理，其内容涵蓋中醫臨床内、外、婦、兒、針灸、五官各科及基礎理論等領域。這些版本多爲亟待搶救的瀕危版本、珍稀版本、孤本、善本，或者曾經流傳但近幾十年來世面上已很難見到的版本，屬於讀者迫切需要掌握的知識載體，具有較大的出版價值。爲方便讀者閲讀與使用，本叢書整理者對所遴選古籍的版本源流及存世狀況進行了考辨，撰寫了提要，簡介了作者生平，評述了著作的學術價值；爲避免在整理過程中出現各種紕漏，最大限度地保留文獻原貌，我社決定採用影印整理出版的方式。

此次所選書目具有兩個特點：一是以學術性和實用性兼顧爲原則，選擇凝結歷代醫藥學家獨到理論精粹及豐富臨床經驗的精品力作，突出臨證實用，并且充分注重各類中醫古籍的覆蓋面，除了喉科之外，其余各類均有涉及；二是選擇稀見版本，影印出版，不僅可以避免目前市場上古籍整理類書籍魚目混雜、貽誤后學之弊，而且能够完整地體現歷史文獻的真實和完整性，爲讀者研習中醫提供真實的第一手資料。該叢書對於保護和利用中醫藥古籍，發揚和傳承中醫藥文化，更好地爲中醫藥科研、臨床、教學服務具有重大的意義。

我社自二十世紀八十年代成立以來，陸續出版了大型系列古籍叢書，影有目録。該版雖無版刻年，但據紙張、版式及避諱等，可證該本為明刻。

明末刻本：該本書口及卷首均題為『萬壽仙書』。該本之《萬壽仙書》名，乃將《萬育仙書》天爵堂系統的一種刻本原版挖去其軟體之『育』字，嵌入硬體的『壽』字。該版之《萬壽仙書》，實際上就是《萬育仙書》的節録本，並非增加正文內容，因此不能算是獨立著作。

在上述二版中，均未出現作者之名，也無依據可以確定《萬育仙書》的成書年代。

該書由明代天爵堂陸嘉谷參閱並刊刻傳佈，因年代久遠，字跡模糊之處甚多，但鑒於版本珍稀，又有較高學術價值，為使讀者得見古籍原貌，故遵原樣影印，以資借鑒。又因原書目録與正文不符，為方便讀者，此次出版重新編排了目録。

中醫古籍出版社

前言

曹無極，字若水，明末清初醫家，祖貫金沙。積多年攝生治病之經驗，著《萬育仙書》一冊，分上、下兩卷，上卷育兒，下卷養生。

古稱幼科為啞科，因繈褓嬰兒，言語未通，疾痛不能自達，故醫家診病，重在望診。該書上卷首列觀手面五指、望虎口三關、察面部五位氣色諸項，就有流珠形、環珠形、蛇形、針形、魚刺形等十六種之多，並將面部分為五個部位，一一與五臟對應，『五臟之色，形於面部，層見層出，隨症變形』，提出了既有理論，又有實踐的診斷依據。

幼兒氣血未充，形體稚嫩，不任風寒，尚若養育合理，則可卻病全形，以免刀圭。曹氏在書中介紹的洗浴、剃頭、服食等具體而行之有效的護養方法，如『天氣和暖，宜抱出日中嬉戲』『菊花為枕，則清頭目』等，至今仍值得年輕父母借鑒。

小兒脾胃孱弱，湯液難下。因此曹氏治小兒諸疾，善用按摩，其按摩、推拿手法，不僅汗、吐、下、和、溫、清、補、消八法賅備，而且任重在四肢部位辨證取穴。所用手法輕柔平和，小兒宜於接受，可獲不藥而愈之效。

曹氏所論養生，雖多出自道家攝生之功法，但其摒棄了煉丹、神仙方術等虛妄之說，而任重氣功、導引的治療作用。下卷有七十六幅圖，重點介紹了八段錦坐功捷徑和四時坐功卻病、諸仙導引卻病、五禽戲等練功方法。並剖析了調息、吐納、叩齒、嗽津等常用功法之要領及功效。治疾與養生相結合，藥物與氣功相結合是曹氏養生學說的特點。全卷圖文並茂，形象生動，易學易記。所授功法，簡便實用，有病卻病，無病養壽。

《萬育仙書》有兩個明刻本，其一為明陸氏天爵堂刻本，另一為明末刻本，其餘均為清刻本或抄本。

明陸氏天爵堂刻本　書前有天爵堂主人陸嘉谷『萬育仙書跋』，無序，印的有《中醫珍本叢書》《文淵閣四庫全書醫家類》《北京大學圖書館館藏善本醫書》《海外回歸中醫古籍善本集萃》《中醫古籍孤本大全》等，自出版后廣受學界和藏書機構歡迎。實踐證明，以影印爲基礎進行文獻開發，不僅符合學術研究和收藏需要，而且操作性更强，對促進文獻批露意義重大。

在編輯過程中，我們遵循《古醫籍稀見版本影印存真文庫》的編輯規範，進行了嚴格地查重，并查核原書，爲每種圖書制作了新的書名頁，重新編目，讓讀者一目了然。爲了讓讀者真真切切感受古籍的原汁原味，我們對前言和目録均採用繁體竪排形式。需要説明的是，所收珍本中有缺卷或缺頁的情况，由於這些珍本基本上没有復本，我們没有進行配補，僅作了相應的標註，也留下了些許遺憾，敬請廣大讀者諒解。

中醫古籍出版社

二零一五年九月

目録

萬育仙書跋

人之有榮衛充周。猶天地之有陰陽二氣也。人之有臟腑虛旺。猶天地之有五行生尅也。人之有幼少壯老。肌理毛髮。猶天地之有四時行百物生也。漢儒謂天地清濁之氣。一升一降。每晝夜一合。故能生萬物而不窮。人能脉之。則清冽靈妙。其相生又烏有已哉。特其真焉間隔。腠理斷絕。邪氣中之。為患滋甚。是故前輩。於周身關竅。鼓舞磅礴。不令一息凝滯。凡此法兩間之徤順。補人工於後天也。曾予若水先生。身脉力行。內瑩外澈。其信心問悟處必諮異人異書。湛潛印證。筆之簡端。著

有呂冊。此萬育仙書上下二卷所爲作也。鑿
請之。其文詳而要。約而核。識壽世之良。義濟
人之短筏。其功德在不可思議之間矣。先生
相貰金沙。嘗游寓於先人敉廬之天彝堂。彝
兩夜聚譚。互爲商較。知其傳習最真。訂正宸
確。因發其篋。付而梓之。廣爲傳布。並願讀是

書者。念父母生我之重。參天地生物之功。愛護此書。珍重道術。無負先生一片婆心也。

天爵堂主人穗三陸嘉穀敬跋

新刊萬育仙書目次

上卷

按摩目

下卷

導引目

諸仙導引却病圖

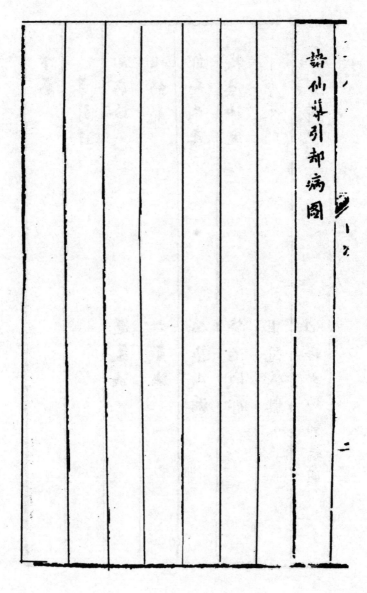

懷娠

懷胎之後必須飲食有常起居自若使神全氣和則胎常安生子必偉最忌食熱毒等物庶生兒免有臍突瘡疰

初誕

嬰兒在胎必藉胎液以滋養之初離母體口有液毒啼聲未出急用軟綿裹指拭去口中惡汁得免痘瘡之患或有時氣侵染只出膚瘡細疹易為調理

回氣俗為叫迷是也

初生氣欲絕不能啼者必是難産或冒寒所致急以綿絮包裹抱懷中未可斷臍且將胞衣置炭火爐中燒之仍作大紙撚蘸清油點着於臍帶上往來遍燎之蓋臍帶得火氣由臍入腹更以熱醋湯盪洗臍帶須臾氣回啼叫如常方可浴洗了却斷臍帶

浴兒

浴兒用猪膽一枚投於湯中免生瘡疥浴時調和爲看冷

熱母令兒驚而成瘕也

斷臍

凡斷臍切不可用刀剪須隔單衣咬斷後將暖氣呵七遍

纏結所留臍帶令至兒足趺上當留六寸長則傷肌

短則中寒令兒腹中不調或成內瘹若先斷後浴恐

水入臍中令兒腹痛斷訖連臍帶中多有虫者宜急

剔撥去不然則入腹成疾

大抵斷臍之後宜用熱艾厚裹愛護包用白綿若乳

母不謹或浴洗時水入臍中或有尿在襁褓之内溫氣傷臍或因解脫爲風冷邪氣所侵皆能令兒臍腫多啼不乳即成臍風也

剃頭

小兒月滿剃頭須就溫暖避風處剃後以杏仁三枚去皮尖研碎入薄荷三葉同研却入生麻油三四滴膩粉拌和頭上擦以避風傷免生瘡疥熱毒

護養

恐三分寒喫七飽多揉肚少洗澡

飲食之間父母或以口物飼之不知小兒脾胃嫩弱不能
尅化襍物必成疾

小兒不宜食肉太早傷及脾胃免致虫積疳積鷄肉能生
蚘虫尤宜忌之非三歲以上勿食

小兒一期之內衣服宜以故帛故綿爲之用新太暖令肌
骨緩弱蒸熱成病不可裹足覆頂致陽氣不出多發
熱

小兒於天氣和暖空抱出日中嬉戲數見風日則凝血氣
剛肉堅可耐氣寒不疾病

小兒空以菊花為枕則清頭目

小兒入夏令縫囊杏仁七箇去皮尖佩之聞雷殼不憫

小兒不可令就瓢及瓶飲水語言多訥

小兒無令入神廟中恐神精閃爍生怖畏

抱小兒勿泣淚入兒眼令眼枯

面形圖

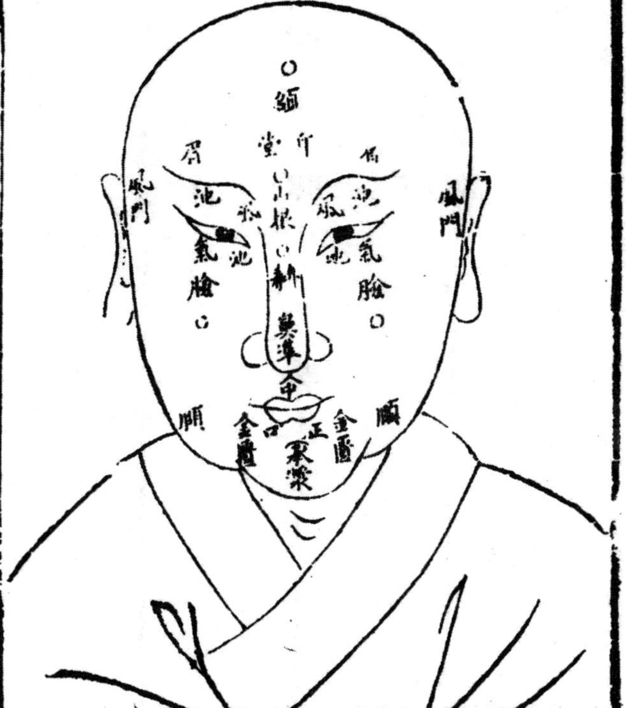

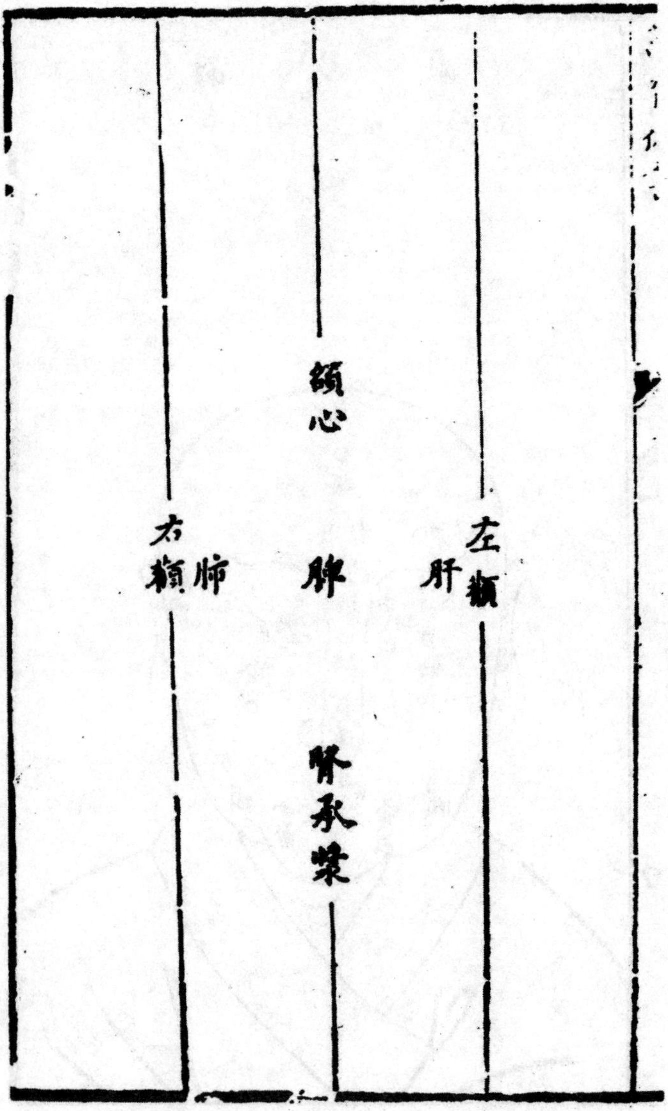
額心
左頰
肝
脾
肺
右頰
腎承漿

三關

風關易治

氣關難治

命關死候

直透者死

左應心肝

右應脾肺

男主左女

主右

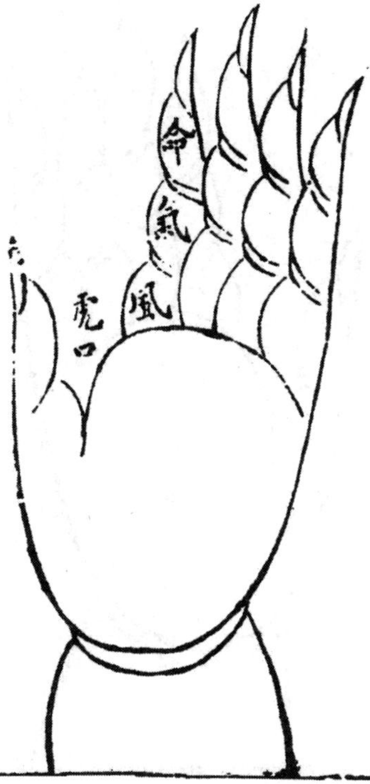

流珠只一點紅色

主飲食所

傷內熱欲

吐瀉腸鳴

自利煩燥

啼哭宊清

食分陰陽

補脾胃

又兼疳脉

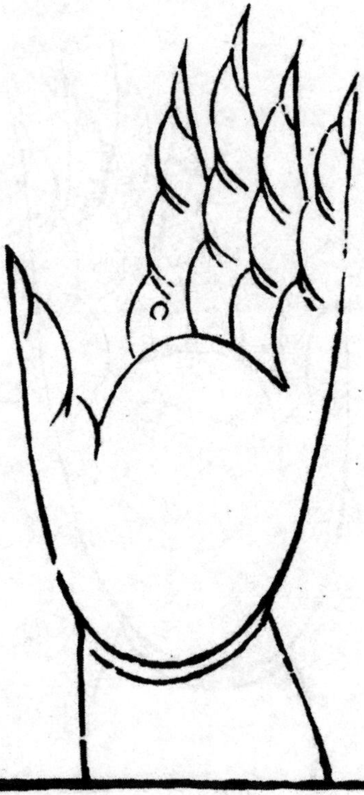

環珠形

較流珠差長大主脾虛停食弱腹脹滿煩渴發熱宜健脾胃消食調氣

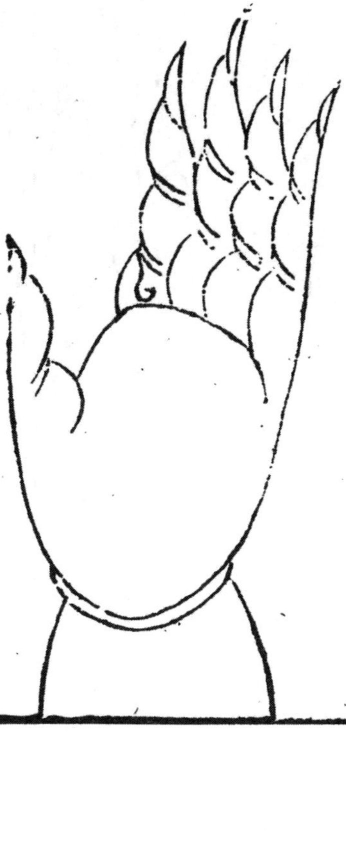

長汶形
一頭大一
頭尖主脾
傷飲食積
滯腹疼寒
熱不食宜
消食健胃

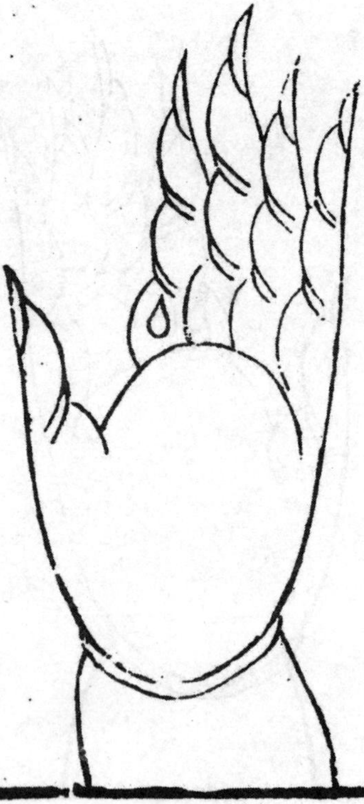

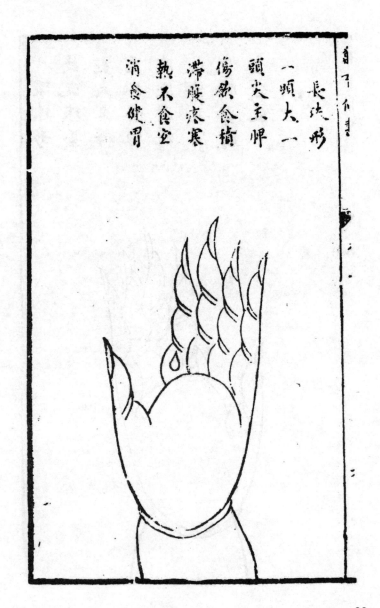

乘虵形
下頭粗大
主脾胃濕
熱中脘不
利乾嘔不
食是疳邪
内作宜剋
合健補脾
胃

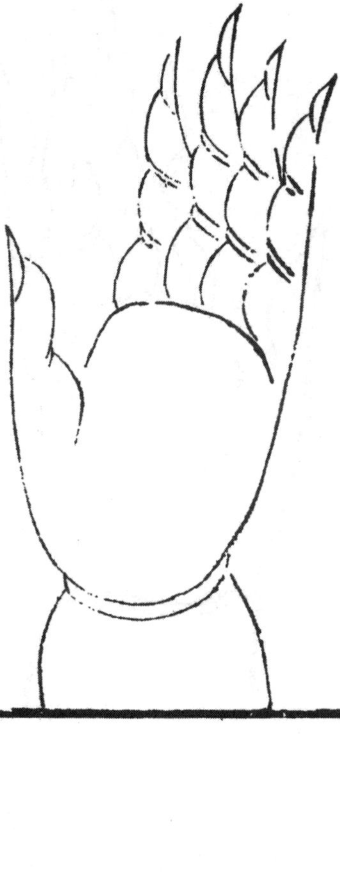

去蛇形
上頭粗大
主脾虚冷
積吐瀉煩
泄氣短神
困多睡不
食空健脾
胃消積先
上吐瀉

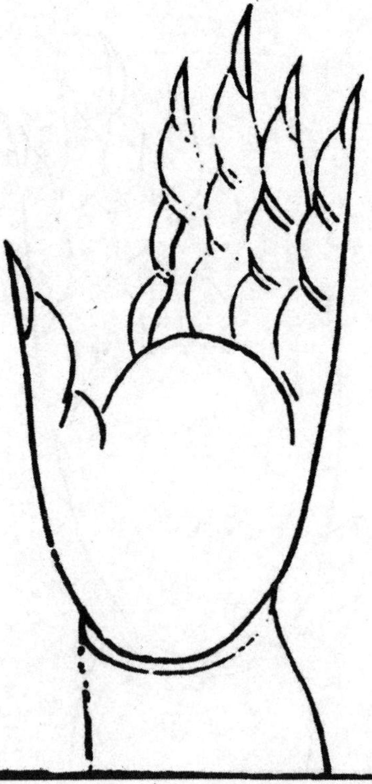

弓反裡
感寒熱邪氣
頭目昏重心
神驚悸倦怠
四肢稍冷小
便赤色咳嗽
吐涎宜發汗
逐驚退心火
推脾摩肺

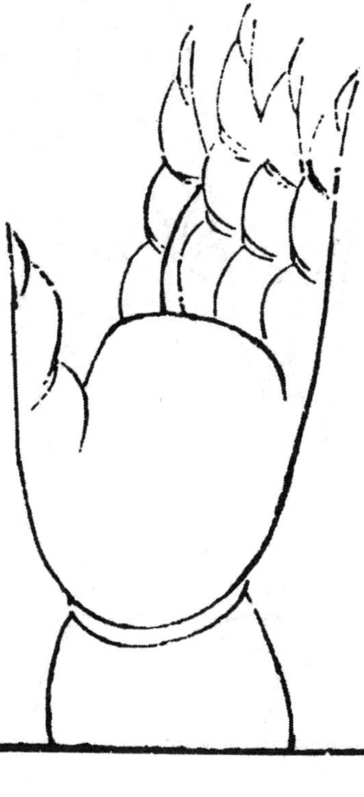

夻反外
王痰熱心
神恍忽作
熱大驚夫
食風痫

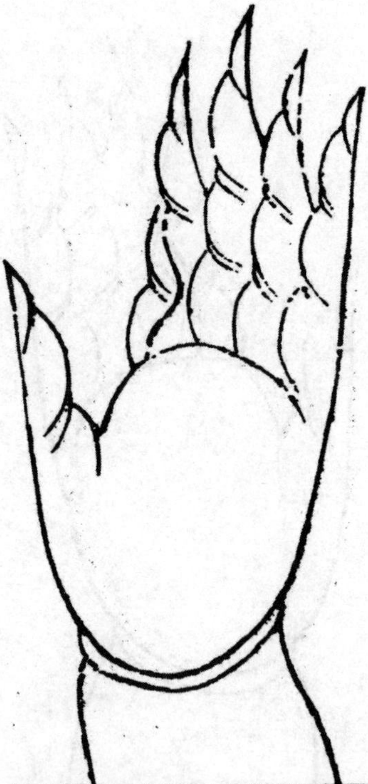

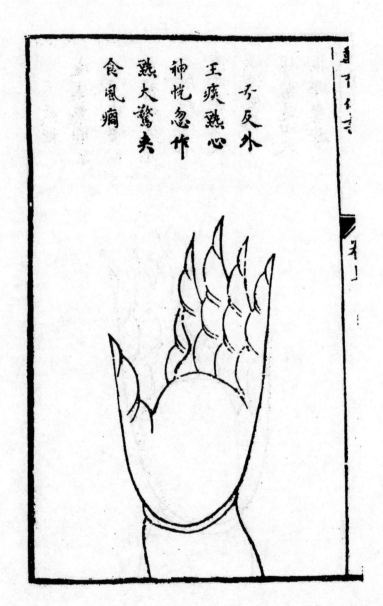

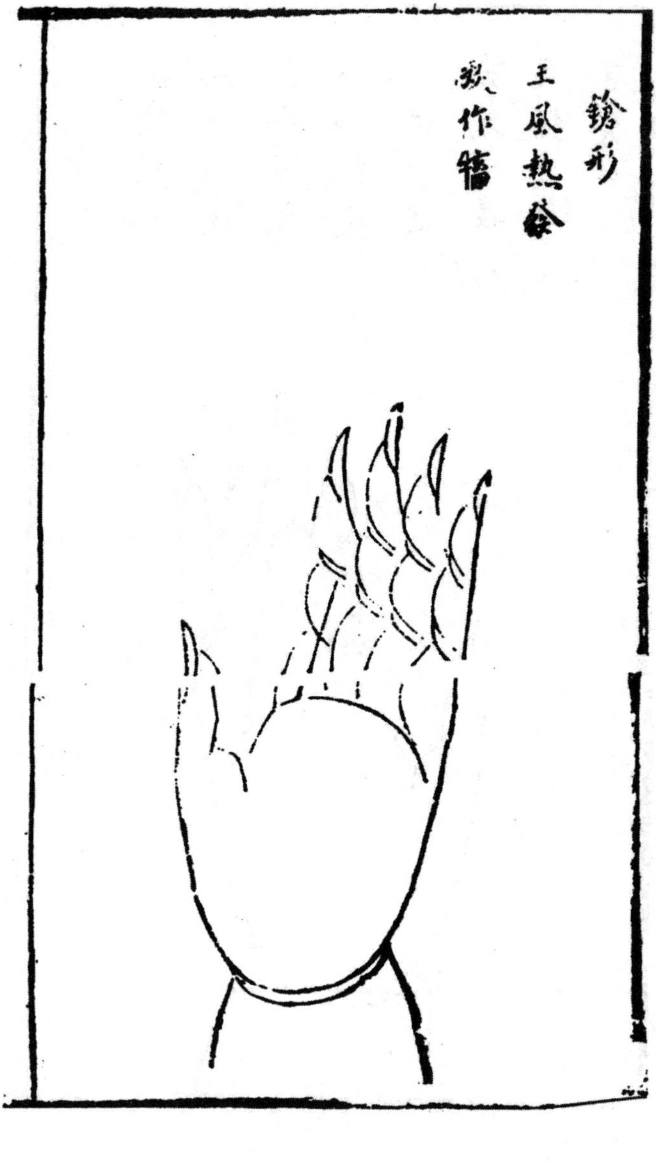
鎗形
主風熱發
發作搐

魚骨形

主驚痰發

熱甚則痰

盛發搐或

不食肝盛

剋脾空逐

驚或吐痰

定搐再補

脾製肝

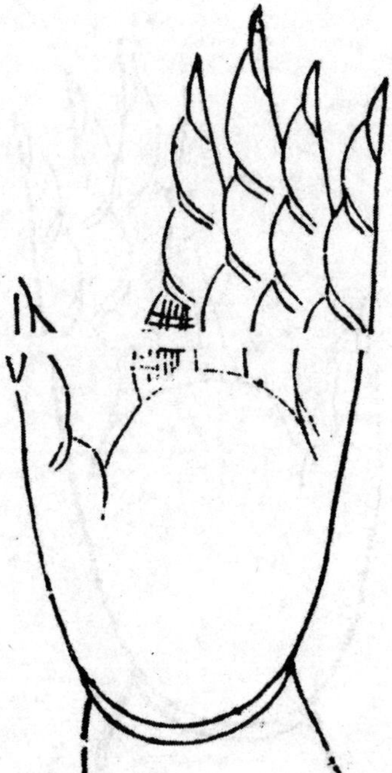

水字形
驚風食積
煩燥頤悶
少食夜啼
痰盛口噤
搐搦此脾
虛積滯木
尅土也或
又曰水字
肺家疾

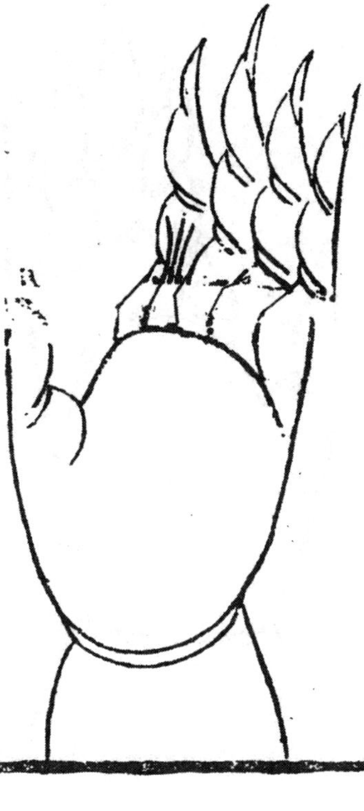

針形

心肝熱極
生風驚悸
頓悶困痛
不食痰數
發搐
或曰懸針
主瀉痢

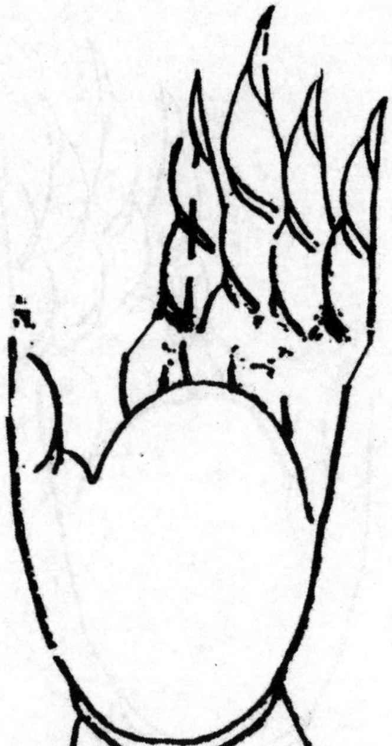

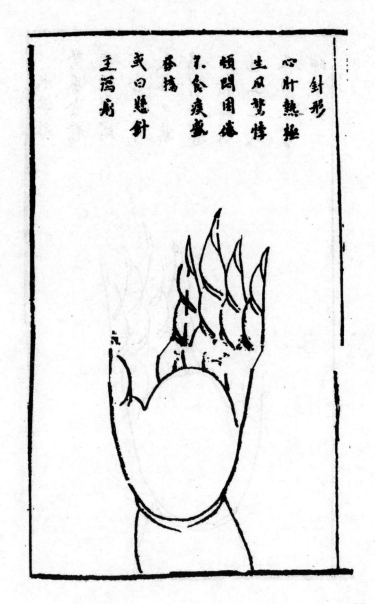

魚刺形初驚之候也

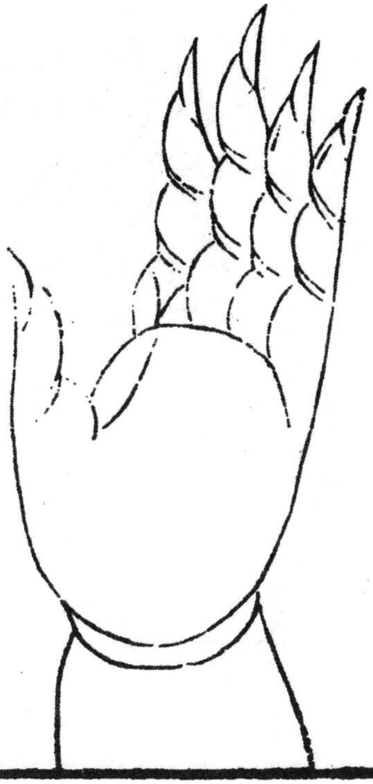

乙字形
肝之疾也

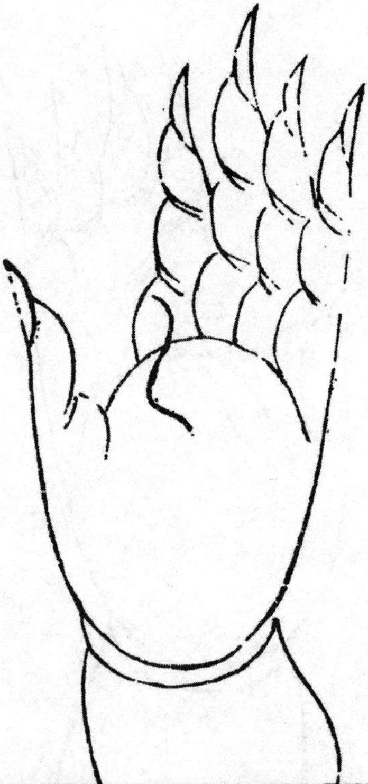

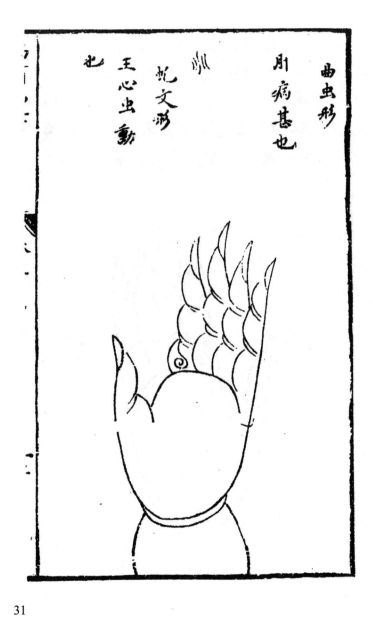

曲虫形
肝病甚也

虬文形
主心虫動
也

如環形

腎有毒也

乙 向裡氣痛

ʃ 向外風痛

八 向右傷寒

丿 向左傷風

㇇ 傷寒也

弓 三曲如長

水傷驚也

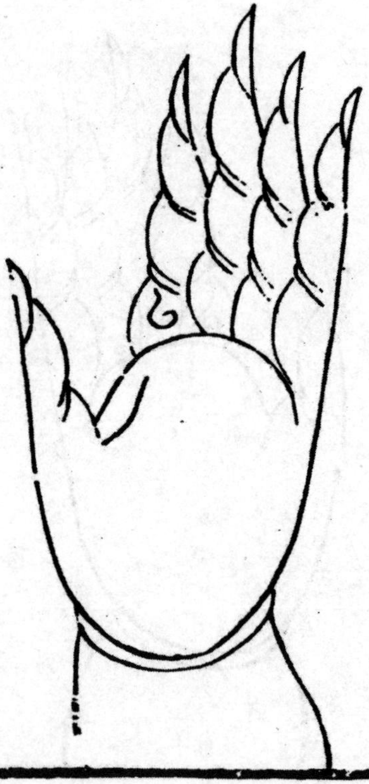

透關射指
主驚風痰
熱聚于胃
膈乃脾肺
損傷痰邪
乘聚其清
脾肺化痰
涎
向内為射
指甲

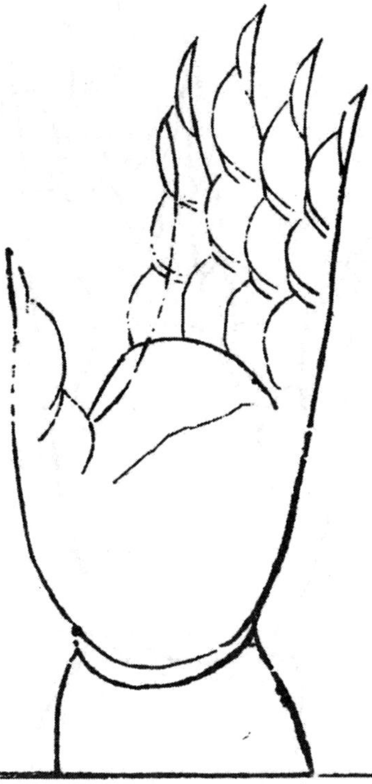

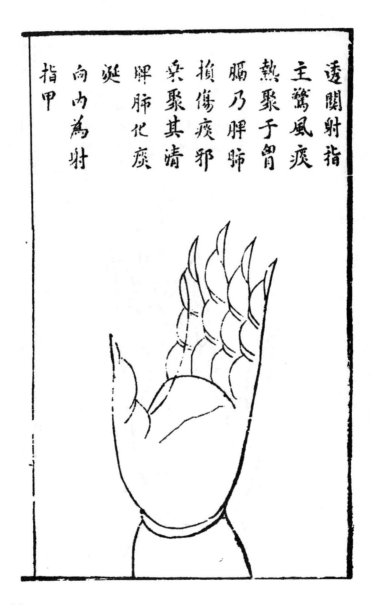

透關射甲

主驚風惡候受驚傳于經絡風熱發生十死一生也

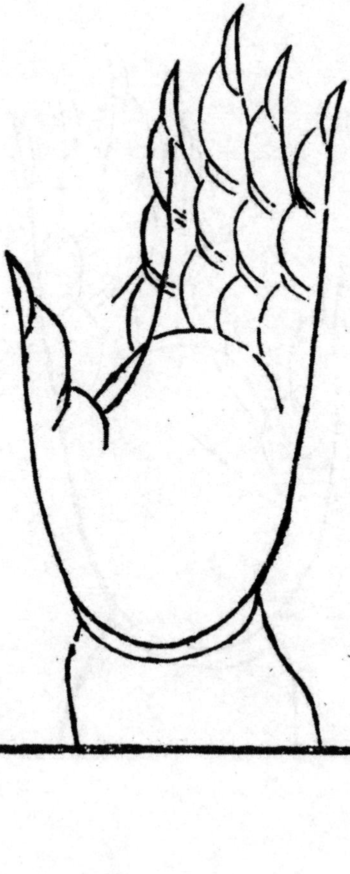

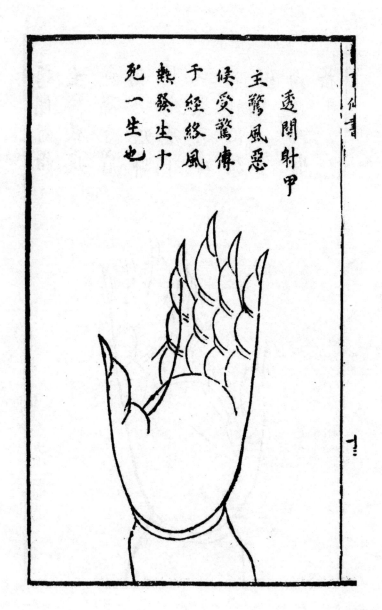

三關圖

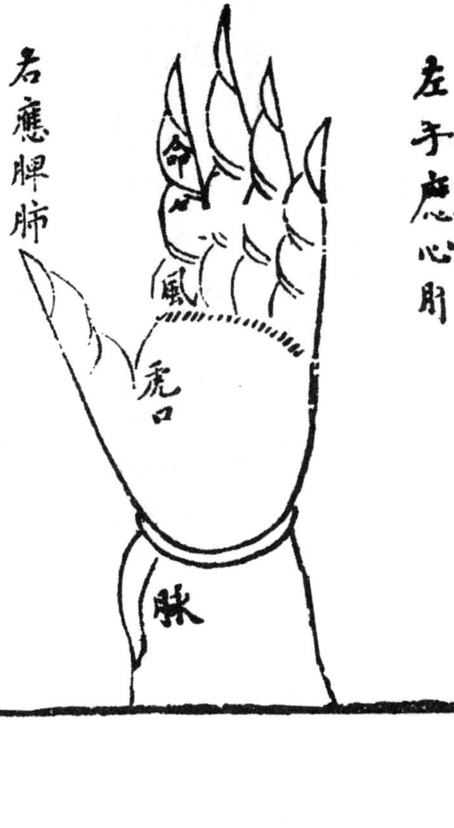

五指筋圖

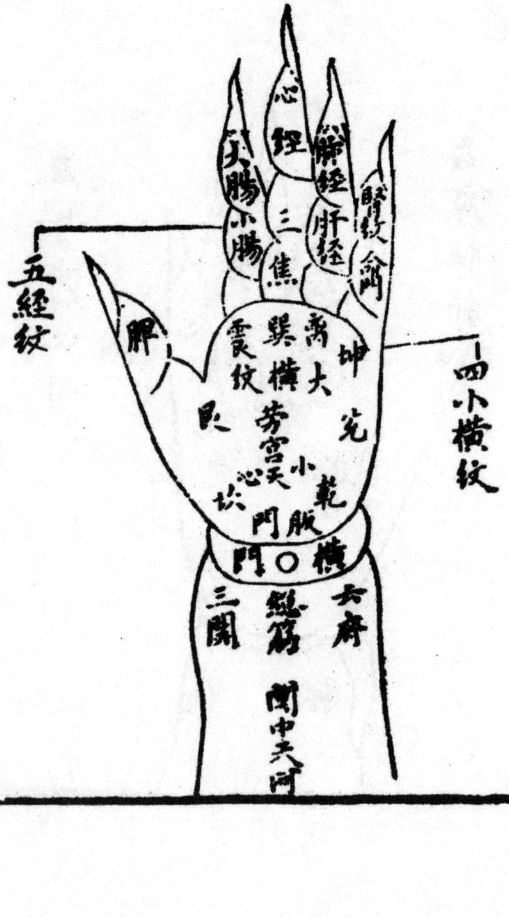

五經紋
四小橫紋
心經
肺經
肝經
大腸
小腸
三焦
命門
脾
離
坤
巽
震紋
大橫
兌
艮
勞宮
小天心
乾
坎
板門
橫門
三關
總筋
六府
天河

手六筋圖

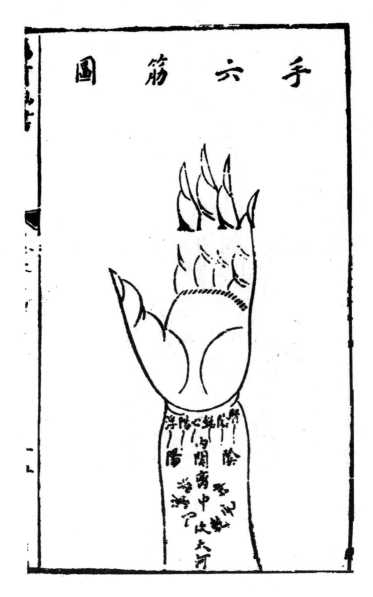

手背面圖

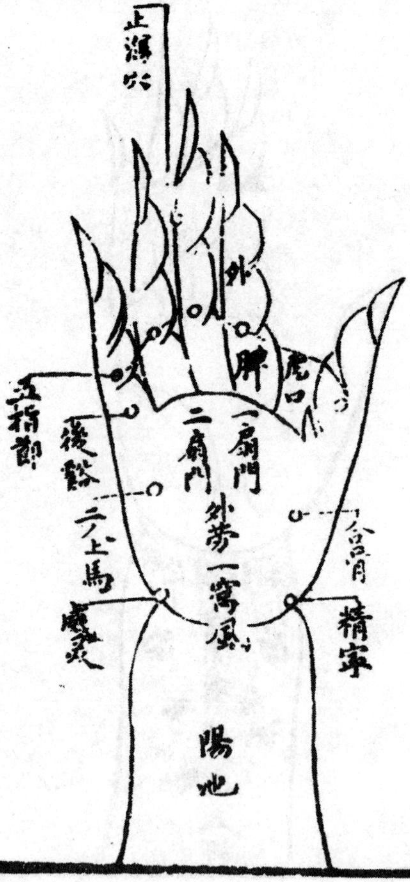

斗肘圖

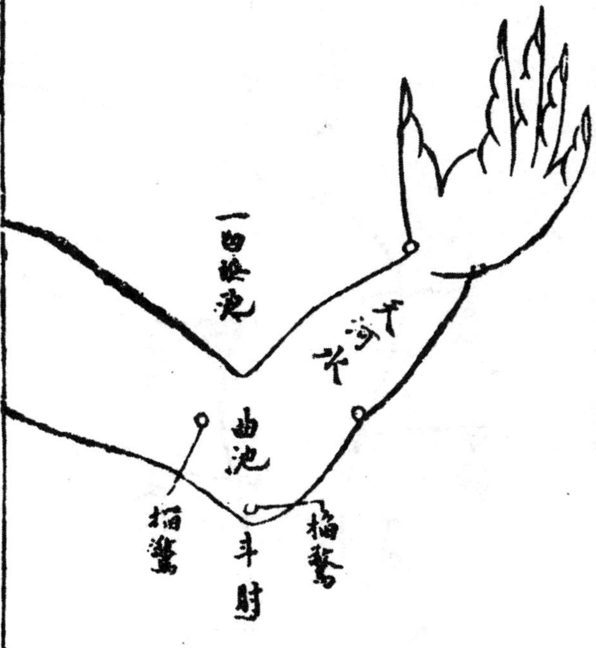

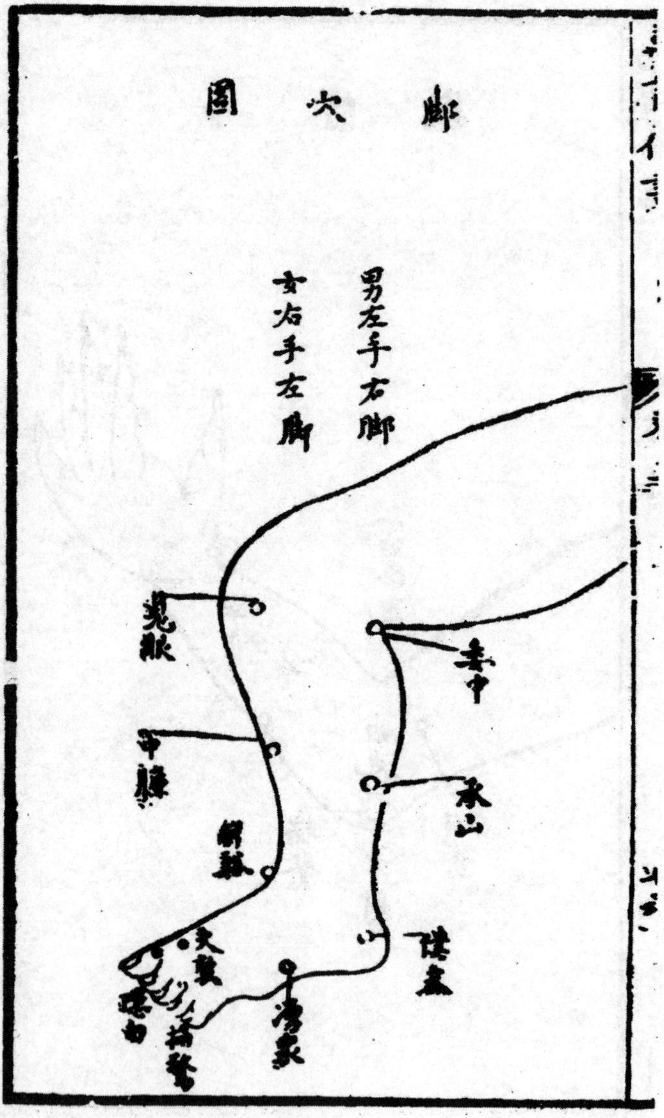
脚穴圖
男左手右脚
女右手左脚
委中
承山
解谿
大敦
隱白
湧泉

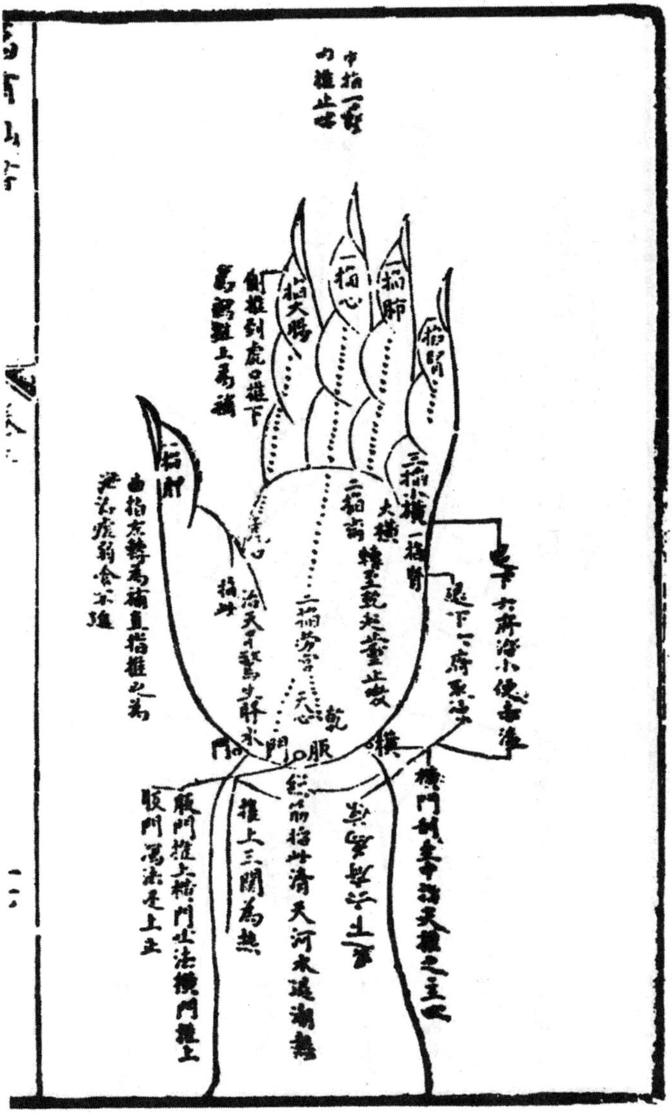
中指一節
一指心
指肺
指大腸
指腎
側推到虎口推下
為瀉推上為補
一指脾
三指小横
大横
一指腎
天心
乾
脈
門
横
六腑治小便赤澀
推上三關為熱
清天河水退潮熱
板門推上横門止瀉横門推上

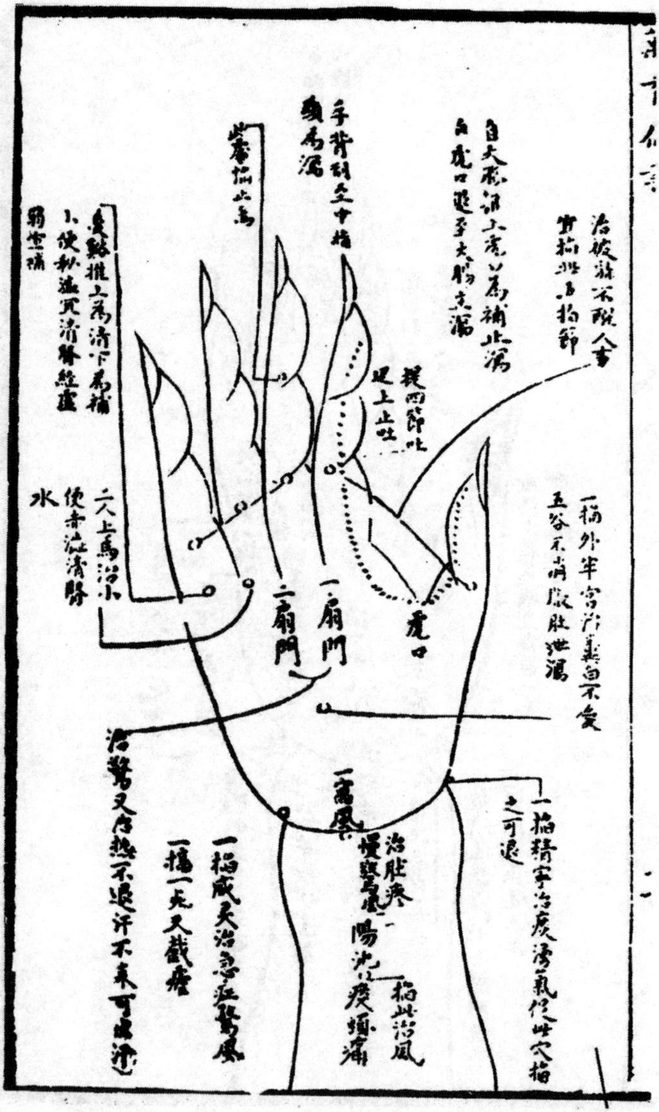
一扇門
二扇門
虎口
一窩風
二人上馬治小
便赤澁清腎
水
手背刮至中指
一節為瀉
一掐外牢宮
五谷不消肚腹泄瀉
一掐精寧
之可退
一掐威靈治急驚風
一掐此治風
治肚疼
陽池
頭痛

手面五指

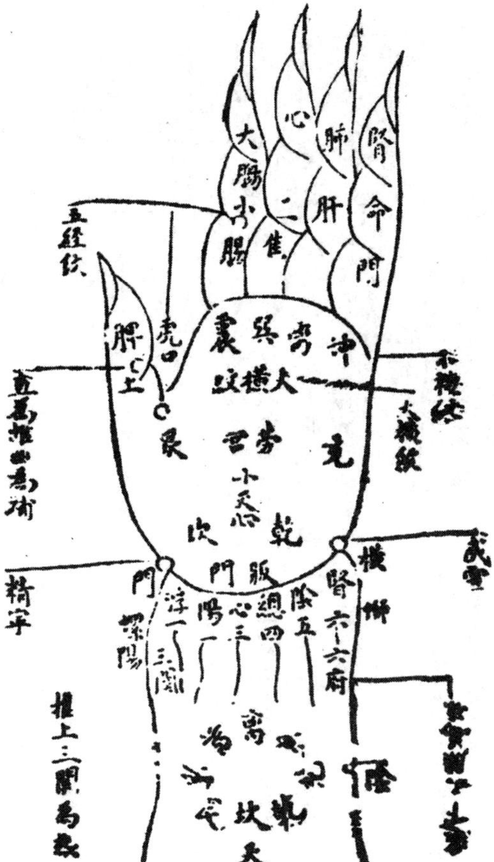

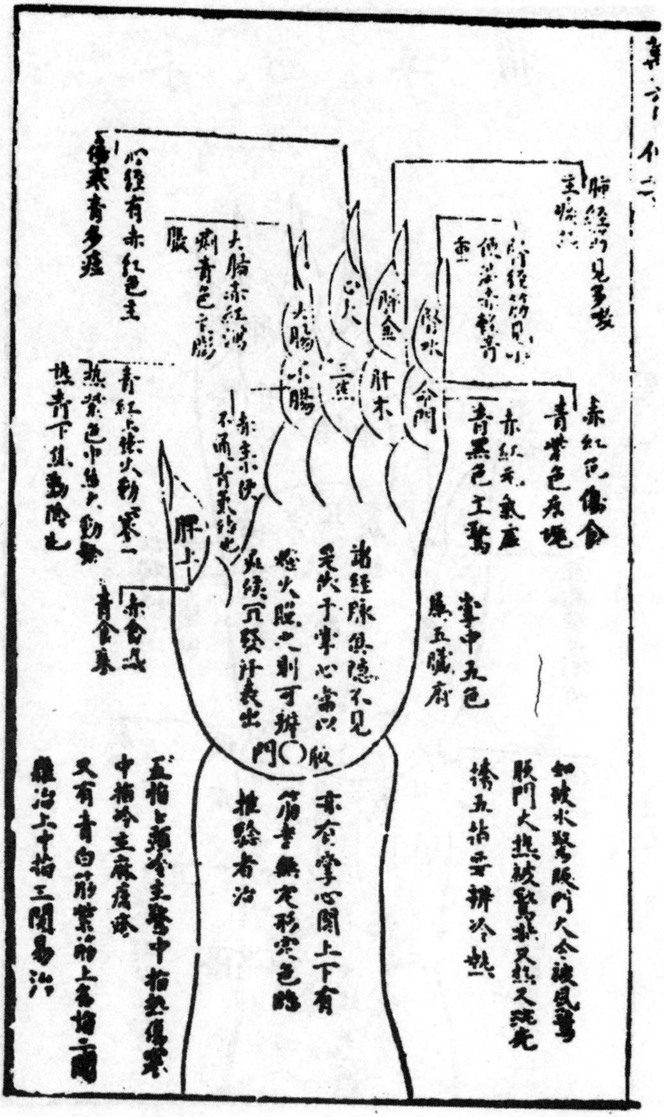

心火
肺金
腎水
大腸
小腸
三焦
肝木
命門
脾土
掌中五色
屬五臟府
看五指要辨冷熱
推驗者治

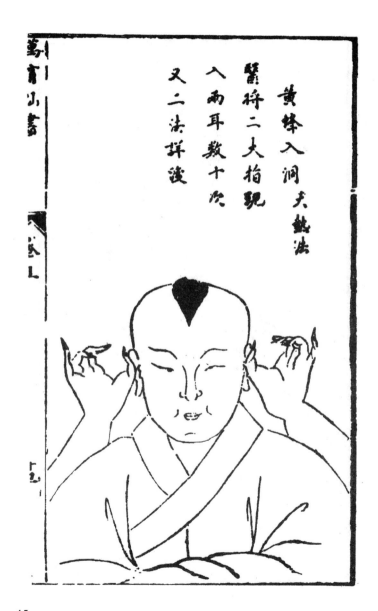

黃蜂入洞 夫麟法

緊將二大指覡入兩耳數十次

又二法詳後

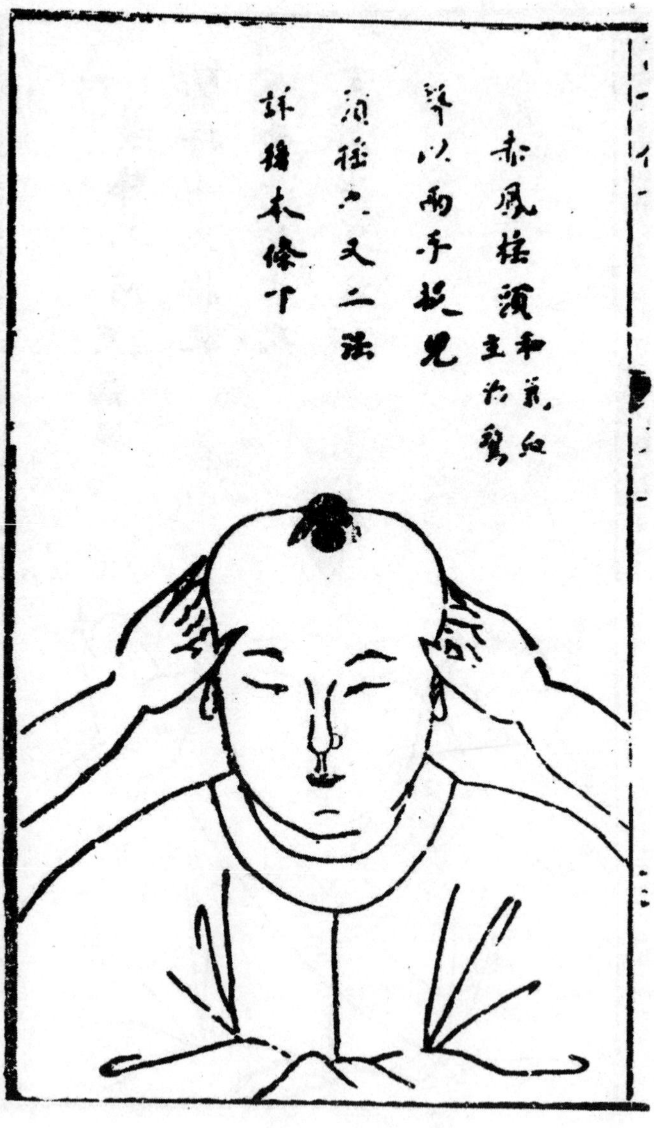
赤鳳搖頭和氣血主治驚
拏以兩手捉兒
頭搖之又二法
詳揉本條下

二龍戲珠 温和法

坐以兩手擰兒兩耳輪戲之又用兩手指在兒兩鼻孔揉之

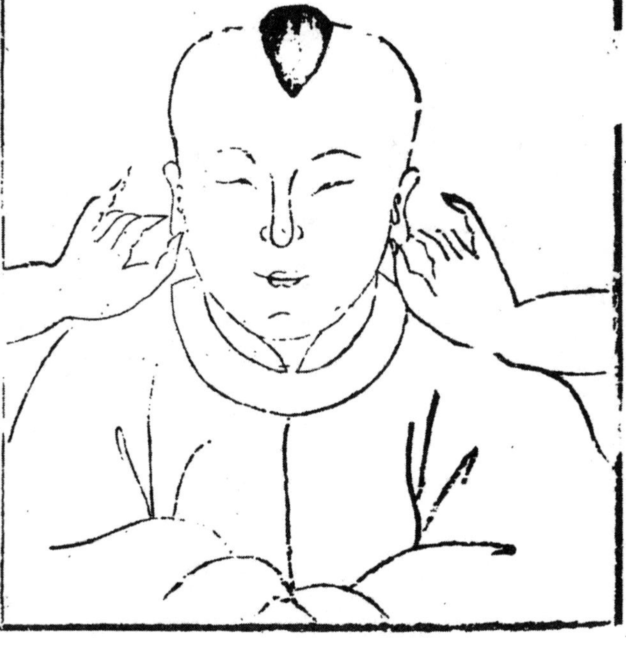

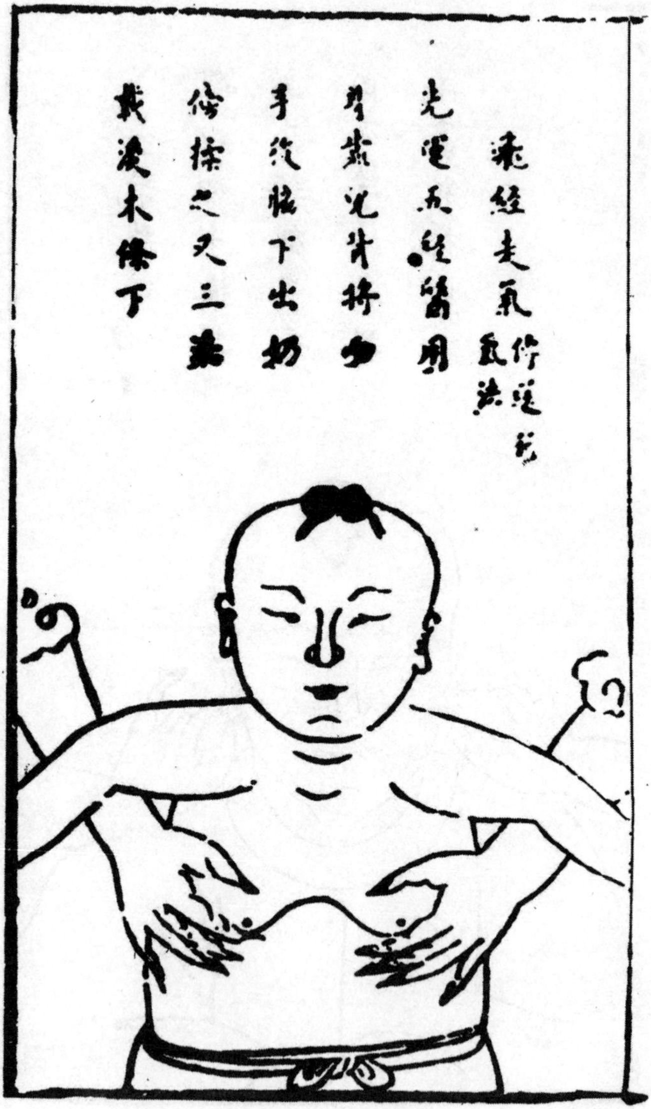
揉經走氣
行筋秘
氣法
先運五經醫用
兩掌緊兒背將力
手從腋下出奶
傍揉之又三遍
載後本條下

分陰陽　寒熱不拘用

醫用兩大指從總筋兩邊分之又有屈兒拳於兩指背節從中兩邊分之

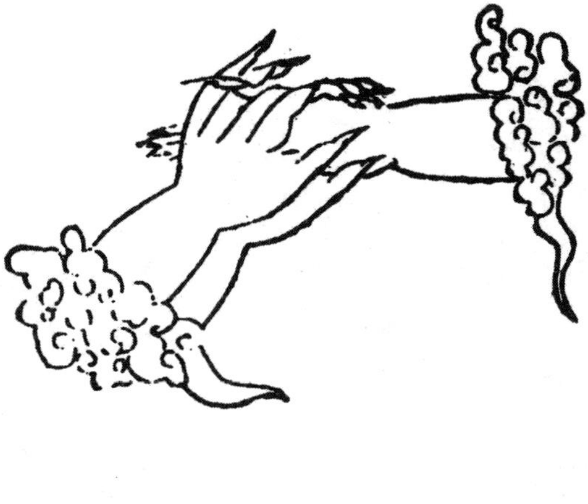

鳳凰乘展翅 化痰順氣 虚熱能除

此法用手拿兜脚臂二經搖手肘活動將之只一法詳後本條下

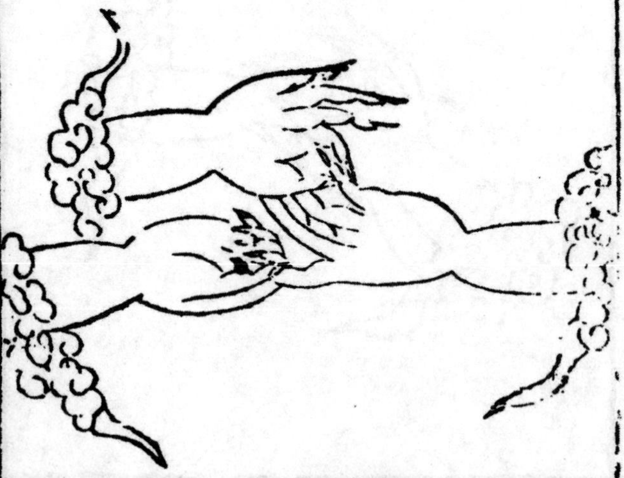

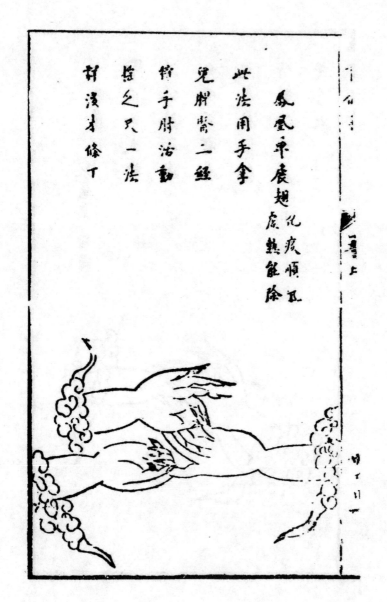

清天河水 此大涼法

醫人将左大指揑兒小天心穴用右手中指背曲轉自總筋上推至曲池止或用大指推亦可

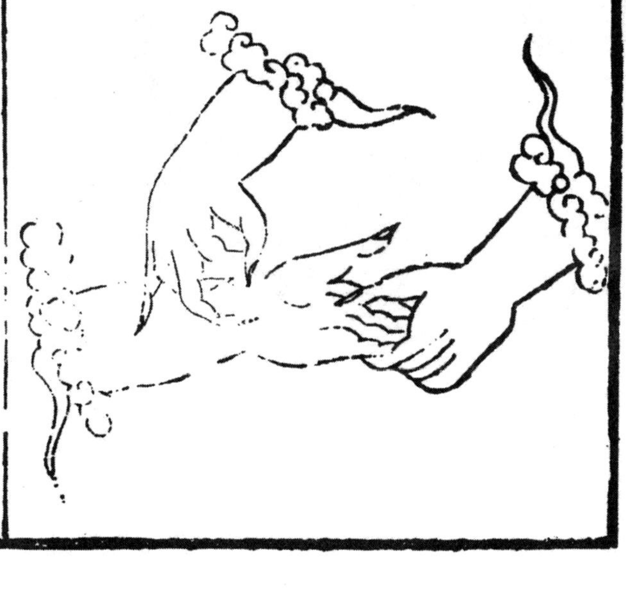

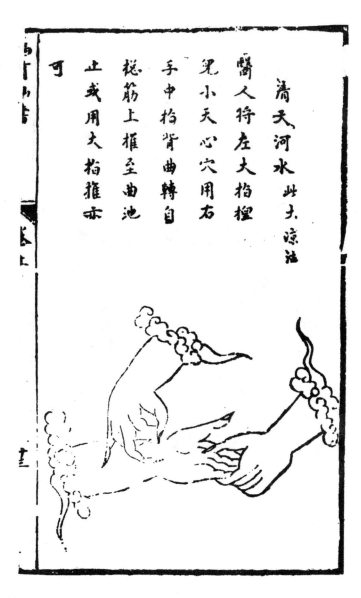

水底撈月　此大寒法
醫以大指曲仰用背
節於內勞宮右旋數
四竟推入天河或用
中指背節運旋亦清
若左運則屬熱矣

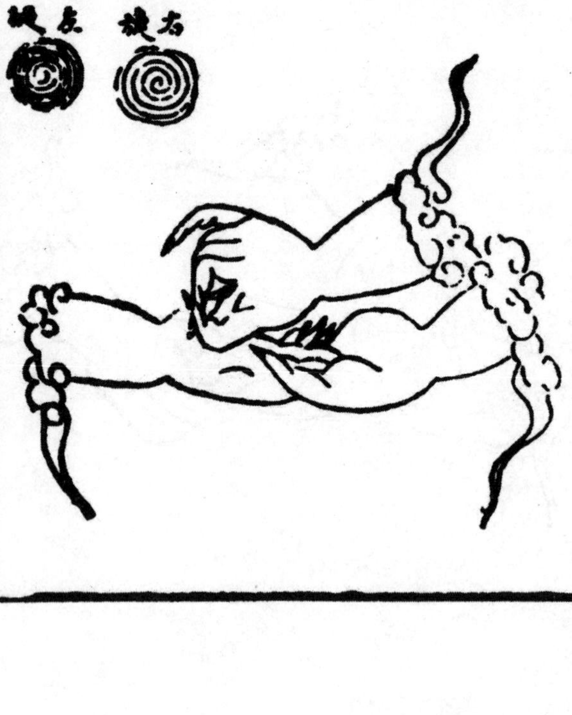

天門入虎口 生血順氣

豎用大指自兒命關推入虎口或從大指尖推入亦滑此外尚有三法圖不盡贅詳後本條下

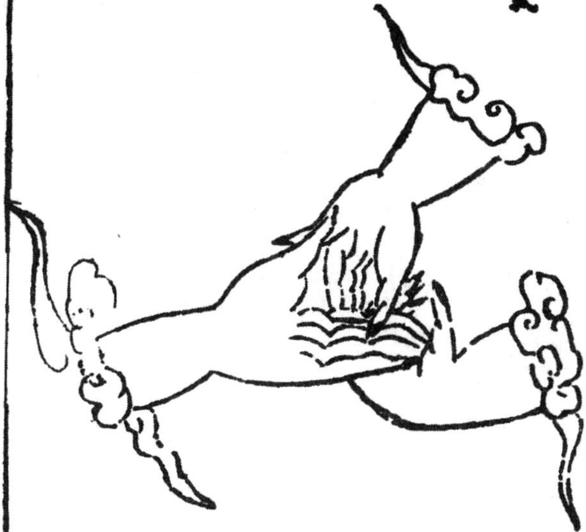

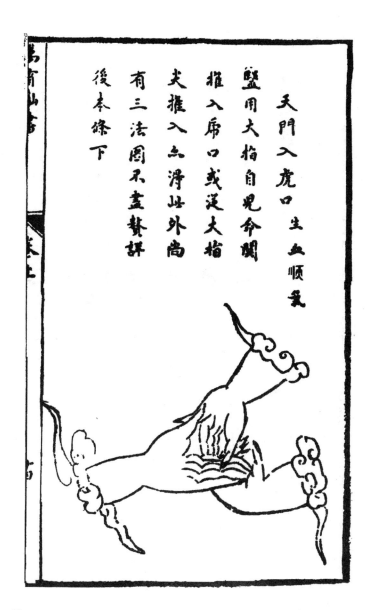

打馬過天河温和法通經行氣

先右運勞宮後以左手

拿兒大小二指向後用

食中無名三指發天河

打至手灣止又一法跳

後本條

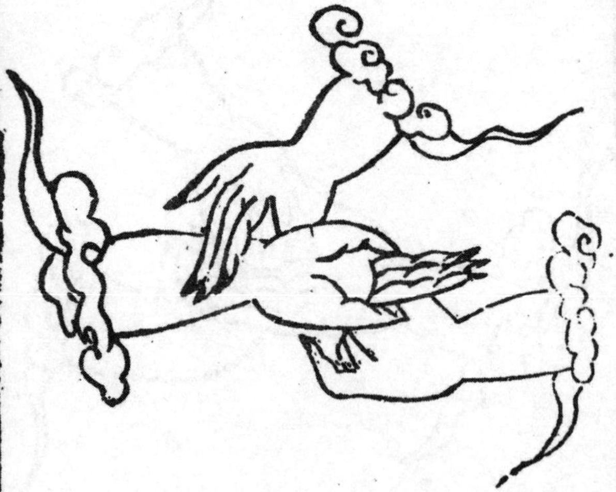

按弦是搓摩化痰用
先運八卦後用指搓
兒手關上關中關下
各一搓又一法詳後
本條下

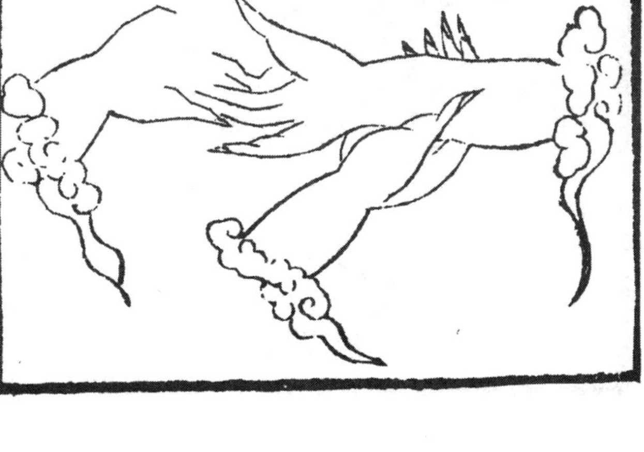

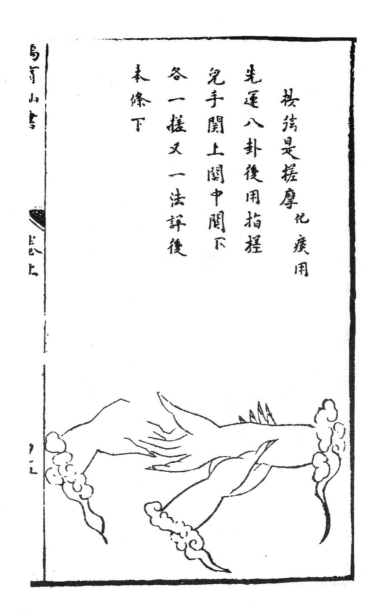

猿猴摘菓消食化痰

望以兩指擒兒螺螄骨上皮摘之又用醮手拿兒兩手虎口朝而耳揉之

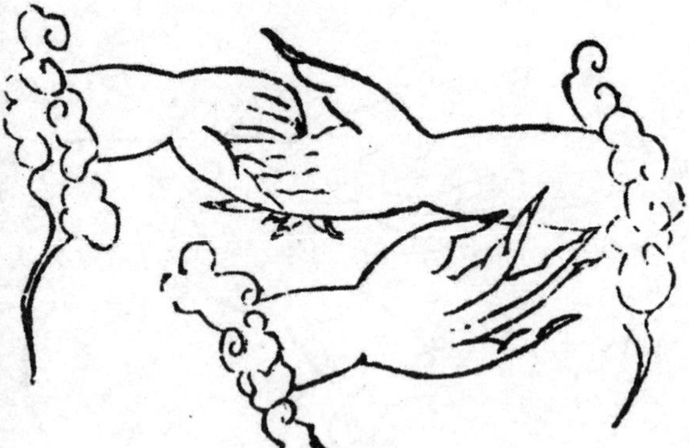

退六腑 大凉男女反此用

先掐心經點

勞宮次用手

指向捎稍推

之

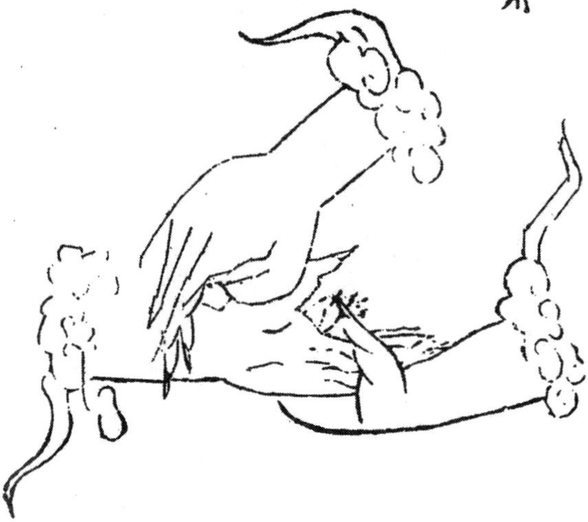

蒼龍擺尾 和氣生血 治驚

此法以一手掐心經一手掐點勞宮揉之又二法解後承條下

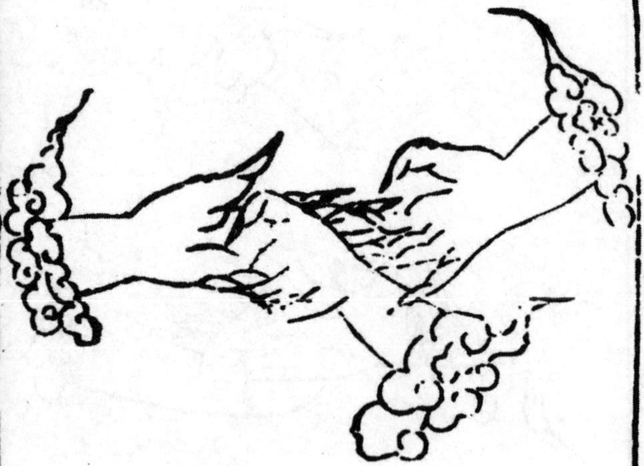

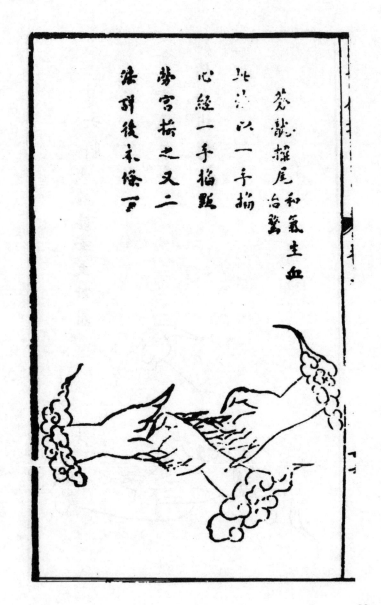

推三關 大熱證要氣血用

先掐心經點勞宮
次用大指向手腕
推之此係寸關尺
三關又有風氣命
三關推者詳於後

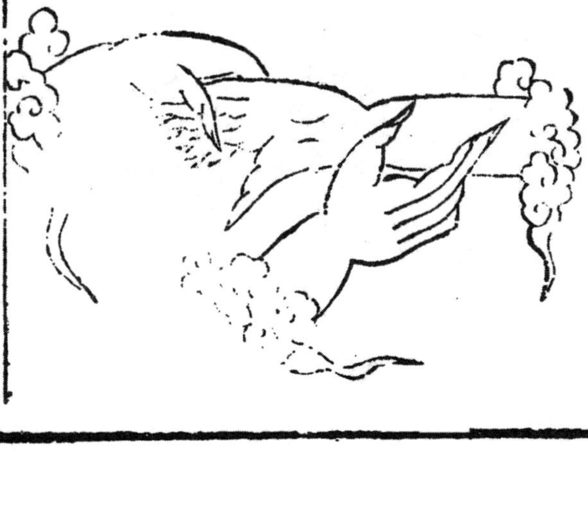

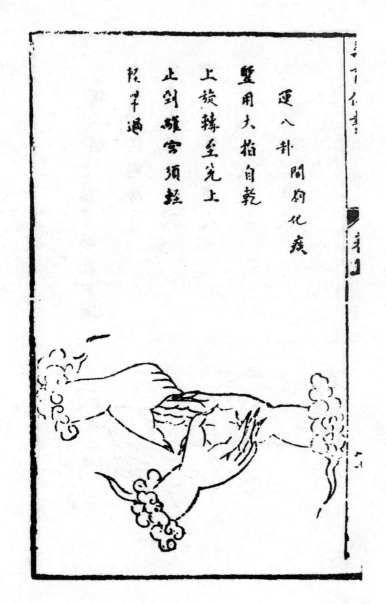

運八卦開胸化痰

豎用大指自乾

上旋轉至兌上

止到離宮須輕

抵畢過

萬育仙書卷上

金沙曹無極若水氏訂定　古杭　張文啓開之氏　陸嘉穀穗三氏　仝參

小兒無患歌

孩兒常躰貌，情態自天然。鼻內乾無涕，喉中絕沃涎。
頭如青黛染，唇似點硃鮮。面方花映竹，頰綻水浮蓮。
喜引方纔笑，非時手不宣。縱哭無多哭，雖眠不久眠。
意同波浪靜，性若鏡中天。迎態俱安吉，何愁一病纏。

相小兒夭壽歌

身軟陽痿頭肆破。顱小臍高肉不就。髮稀色脆短聲啼。遍體青筋俱不壽。尻腫臏骨若不成。能踞能行能立死。臍深色老性尊持。方是人間長命子。

看虎口三關紋色要訣

小兒血氣未定。呼吸雖數。無由以辨寸關尺脈之浮沉。必於男左女右虎口三關所現之脈。辨其形色。方知病之的寔。夫三關者。食指三節也。近虎口第一節名風關。二節名

氣關。三節名命關。紋若在風關易治。到氣關病重。入命關
難治矣。脉紋有黄紅紫青黑五色。黄紅有色無形。即安寧
之。有形即病。由其病甚。色能加變。黄甚作紅。紅甚作赤。赤
甚作紫。紫甚作青。青甚作黑。黑甚則不治。大凡淡紅者風
熱輕。赤色則風熱盛矣。紫者驚熱。青者驚積。青赤相半驚
風熱積。俱有矣。此急驚風易治。若青而紫。伸縮去來則成
慢驚風矣。至於紫如紅線。或黑絲隱隱相雜。似出不出。則
成慢脾風矣。凡紋勢灣向裡者順。向外者逆。

識病歌

要知虎口氣紋脉。倒指看紋分五色。紅淨為安不用驚。

若逢紅黑便難寧。更加紅亂青尤甚。取下風痰病立輕。

若紋直上到風關。形如米粒勢難輕。紅散多因乘怒乳。胃氣不和

更加搐搦寔難平。如鎗衝射驚風至。粒粟短長分數般。

有反裡順外為逆。逆順交連病已難。又頭長短猶可救。

如此醫人仔細看。

門訣　掐手足中指節而出者死。吸而痛者生。生者

凡下小兒如昏迷不醒。隔衣將一後跟咬之即醒

小兒盼歲號爲嬰　三歲四歲幼爲名　九歲爲童十稚子
有病開脈辨其因　初看掌心中有熱　便知身體熱相從
肚熱身冷傷食定　脚熱額熱是感風　額冷脚熱驚所得
疹痘發時耳後紅　孩兒無事忽大叫　不是驚風是天弔
蛔疾努力眉頭皺　不努不皺腸有風　吐虫面白毛焦穗
痞氣潮熱食不化　若還有積與速通　壯熱實症不妨下
面赤青紅與脈弦　肚皮熱盛皆實症　痄腮喉痛尿若湯
糞硬腹脹脇肋滿　四肢浮腫夜啼長　遍體瘡痍肚隱痛

此皆下症莫商量

小兒半歲之際。有病當於額前眉端髮際之間。以中食名三指曲按之。兒頭在左舉右手。在右舉左手。食指為上。中指為中。名指為下。三指俱熱。主感風邪。三指俱冷。主外感風寒。内傷乳食。若食中二指熱。主上熱下冷。名中二指熱。主夾驚之疾。食指熱。主食積。

八段錦

先望孩兒眼色青　次看背上冷如氷　陽男搐左無妨事

搐右令人甚可驚　女搐右邊猶可治　若逢乚搐左疾非輕
歪邪口眼終爲害　縱有仙丹也莫平　顖門腫起定爲風
此候應知是必凶　忽陷成坑如盞足　未過七日命須終
鼻門黑燥渴難禁　面黑脣青命莫存　肚大青筋俱五候
更嫌腹肚有青文　忽有眉間紫帶青　看來立便見風生
青紅碎雜風將起　必見疳癥腸氣形　乳紋交錯紫蕤青
急急求醫免命傾　紫盛再加身發熱　須知臟腑恐風生
紫少紅多六畜驚　紫紅相等即疳成　紫點有形如米粒

傷風夹食証堪詳　紫散風傳脾臟間　紫青口渴是風癇

紫隱深沉雖治療　風痰祛散命須還　黑輕可治死還生

紅赤浮寒痰積停　赤青皮受風邪症　青黑脾風作慢驚

兩手忽然無脉見　定知仲惡犯邪靈

瘄疹

鼻冷　中指獨冷

斉瘄

渾身熱　手足如氷

傷寒

中指獨熱

驚風

五指稍俱冷

五臟各有所屬

脾應乎唇。肺通乎鼻。舌乃心苗。目為肝液。胃流注乎雙頰。腎開竅於兩耳。爪則筋餘。而肝為之運。髮則血餘。而心為之主。脾同乎手足。骨連齒。牙苟本臟之盛衰。即所屬之先發。

五臟各有一症

肝主風。而叫哭煩悶。心主熱。而驚悸呵欠。肺主氣。而喘嗽多噎。脾主困。而吐瀉喜眠。惟腎本虛。為命所關。肝常有餘兮實則生風。脾常不足兮虛則成疳。凡觀乎外。可以知內紅色現而熱蒸。青色露而驚悸。如煤黑兮中惡之因。似橘黃兮脾虛之謂。白乃疳癆。紫為熱蒸。青遮口角。扁鵲難醫。黑掩太陽。盧醫莫治。山根青色兮頻見災危。年壽赤光兮多生膿血。疼痛方殷。而常青而唇攢。驚風欲發。類先赤而目直。火光焰上。外感風寒。金氣浮之中藏癖積作黄作白兮。痛熱連綿。又赤又青兮。風邪緊急。

鵝毂魚口。枉費神思。肉拆皮乾。空勞氣力。氣之兮顖門成坑。血衰兮。頭毛作穗。眼生眵淚兮。肺風眯目。口流痰涎兮。脾冷滯頗。面目浮虛。定腹脹而氣喘。眉毛頻蹙。則肚痛以多啼。虫自出兮。脾胃多敗。惡虫癠兮。壯臟先虧。荀膜胲而弗瘳。縱神仙而何益。手如數物兮。肝氣先發。面若塗硃兮。心火已熾。卧愛冷兮。煩熱之攻。伸縮就暖兮。風寒之畏。肚大腳細脾欲困而成痹。眼瞪目張。熱已危而必變。重舌大舌兮蘊熱積於心脾。哽氣喘氣兮。寔大浮於心肺。丹瘤瘡疥。皆胎毒之留連。吐瀉瘧痢。乃食積之沾滯。不能吮乳者。熱在心脾。臟痛寒侵。口瘡積熱。臍風忌於一臈。火丹畏於週歲。吐瀉精神少者危。瘧痢飲食減者瘥。

命門部位歌

中庭與天庭　司空及印堂　額角方廣處　有病定存亡

青黑驚風惡　體和滑澤光　不可陷兼損　唇黑最難當

青喜須憂急　昏黯亦堪傷　此是命門地　醫師須較量

面部五位氣色　額心　鼻土　左頰木　右頰金　頦水　為

五位

五位青色驚積不散欲發風候。五位黃色食積瘢傷疳候痞癖。五位紅色痰積壅盛驚悸不寧。五位白色肺氣不實滑泄坐〻痢。五位黑色臟腑欲絕是為危症。

面色青者痛也。紅者熱也。白者寒也。黃者脾氣弱也。黑者腎氣敗也。哭者病在肝。汗者主心。笑者主脾而多痰。

啼者肺有風。腫者腎有虧。

察色驗病生死訣

面上紫。心氣絕。五日亡。　面赤目陷。肝氣絕。三日亡。

面黃四肢腫。脾氣絕。九日亡。　面白鼻入奇絡。肺氣絕。三日亡。

胞如黃熱豆。骨氣絕。一日死。　面黑耳黃呻吟。腎氣絕。四日死。

口張唇青。毛枯脈絕。五日亡。

大凡病兒足趼腫。身重大小便不禁。目不轉睛。皆死癥

病將愈者。面黃目黃。有生氣。

十五死候歌

眼上赤脈下貫瞳人　顖門腫起兼及作坑

鼻乾黑燥肚大筋青　目多直視覩不轉睛

指甲黑色忽作鴉聲　虛舌出口嚙齒咬人

魚口氣急啼不出聲　蛔蟲既出必是死形

用藥速救十無一生

又歌

胞陷脣乾目直視　口中冷氣卧如痴

鼻彩孫真人之歟　　掌谷顯低切莫鑒

五臟形色正變論

五臟之氣。形於面部。肝青。心赤。肺白。腎黑。脾黃。是其本體。肝旺於春。心旺於夏。肺旺於秋。腎旺於冬。各該七十二日。脾寄旺於四季。每十八日。是其本位。然有時不春不冬而面變青者。非肝之與腎也。不秋不夏而面變赤者。亦非心之與肺也。蓋五臟之氣。層見層出。隨症變形。而無一定。忽然青黑。主乎痛。忽然赤者。主乎熱。忽然白者。主乎冷。忽然黄者主乎積此其氣之開闔非係乎時亦拘乎位又知心主額肝主眼并左臉脾主唇之上下肺主右臉腎主耳前後其形或見於本位或見於他部所謂不可執之一端脾主脣之上下或吐瀉患痢之日久其色黑則腎之乘脾水反剋土名為强勝其臟或敗耳肝主眼并左臉其色青是本色也主驚風發動是為順症若見白色乃肺之剋肝即為逆症

察面部氣色主病

顖

心經寔熱顖間赤　顖間微赤為虛熱

青黑之時寒水乘　驚風腹痛都兼有

印堂

印堂青色主初驚　黑主客忤白脾虛

青黑若兼主腹痛　夜間啼哭不曾停

山根

山根青隱隱　驚遭是兩重

天斷黑黃甚　必証定何疑

年壽

年壽微黃為正色　若平更陰夭難禁

忽因痢疾黑色危　黃甚吐瀉紅燥死

鼻準

鼻準微黃號曰平　深黃燥黑死難生

赤生寒熱虛微赤　飲水飲湯兩辨之

寒則身熱喜飲水　虛則身涼愛啜湯

人中

人中短縮吐因痢

唇

脾經寔熱色赤燥　唇白之時脾氣虛

脾肺兩虛赤兼白　色黃食積黑多逆

承漿

承漿青色食時驚　黃多吐逆痢紅形

兩眉

眉青主吉黃霍亂　久痫眉紅灰証真

兩眼

白睛青色有肝風　若是黃時有積攻

或見黑睛黃色現　傷寒病証此其縱

風池氣池

風氣二池黃吐逆　煩躁啼叫色鮮紅

兩頤

更有兩頤胚樣紅　肺家客熱此非空

滯頤黄色吐蛔青　色頤間兩自詳

兩臉

兩臉黄為痰實咽　青色客忤紅風熱

傷寒赤色紅主淋　二色請詳分兩類

金匱

金匱青主三次驚　黑黶連只三日亡

青氣連目七日死　目牽入耳熱如斯

頦

顖門色赤膀胱熱

兩太陽

青脉生於左太陽　須驚一度見推詳

赤是傷寒微燥熱　黑青知是乳多傷

右畔青紋不必多　有則頻驚怎奈何

紅赤為風擒眼目　黑青三日見閻羅

兩耳

兩耳乾燥骨蒸痒　急施藥餌命難全

兩風門

紅主風熱黑主痧　黑入督耳命即斷

紋形識病

流珠形　只一點紅色主飲食所傷。宜消食

環珠形　較流珠差大主脾虛停食。宜健脾兼消食

長珠形　圓而長一頭大一頭尖主積滯腹痛。宜先消後補

來蛇形　似長珠下頭粗大主脾胃濕熱。痧邪作矣。宜先消積後補脾

去蚘形　辶頸粗大　主脾虚冷積。宜先健脾消積。次調補胃氣

弓反裡形　湾向中指　主感冒寒邪。宜先袪外邪。次養心血助胃氣。若外邪解。而驚悸指冷。脾氣受傷。必至悶亂。氣粗喘促。氣哽難治。

弓反外形　湾向大指　上痰熱。心神恍惚。夾驚夾食。風癇痰盛。宜先袪外邪。次調中氣。

鎗形　鎗形直上　主風熱生痰作搐。宜消風化痰。不應專調補

脾胃

魚骨形（魚骨分開）主驚痰發熱。宜清肝補脾

水字形（三脈並行）主驚風食積。宜先消風化痰。次補脾以平肝

針形（過關一二粒米）主心肝熱極。宜先祛風痰。次平肝實脾。

透關射指形（向裡為射指）主驚風痰熱。聚於胃腸。乃脾肺所擒。痰邪乘聚。宜先化痰以清脾肺。次補脾上。益肺金。

透關射甲形　向外爲謝甲　乃肝木尅脾土，驚風之惡症，宜先溫補脾胃，使陽氣回，而得生矣。用藥對症，亦有生者，不可輕棄。

紋形歌訣

形似流珠主膈熱　三焦不和心煩結
吐瀉腸鳴自利下　六和湯中真口訣
環珠長珠兩樣形　脾胃虛弱心脹膨
積滯不化肚腹痛　消食化氣藥堪行

来蛇去蛇形又别
冷積臟寒神困極
必須養胃倍香砂
加減臨時見藥力
以上形主内邪
弓反裡形紋外形
感寒邪熱少精神
小便赤澁夾驚風
痼症相似在人明
鎗形魚刺水字紋
風痰発搐熱如焚
先進升麻連翹散
次服柴胡大小弃
鍼形穿關射指甲
一樣熱驚非鶍嘿

防風通聖涼膈同　　　次第調之修氣禳

以上形主外邪

凡看小兒病。男必以左手風氣命三關。女必以右手風氣命三關驗者。蓋以左手屬陽。男以陽為主。右手屬陰。女以陰為主。雖然。男女一身俱具此陰陽。左右兩手亦須參看。左手之紋。應心肝。右手之紋。應脾肺。

五臟女騎病証

心經有熱作痴迷。天河水過入洪池。

退心經熱病。以天河水爲主。推腎水。退六腑。推脾土。推肺經。運入卦。按離兑二宮。分陰陽。揉小天心。及二人上馬。掐五指節。水裡撈明月。打馬過天河。入虎口。揉斗肘。

肝經有病人多痺。推動脾土病即除。

退肝經病。以脾土爲主。運入卦。艮重。推大腸。運五經。清天河水。飛經走氣。鳳凰單展翅。按弦走搓磨。

脾經有病食不進。推動脾土效必應。

退脾經病。以脾土爲王。推三關。運入卦。艮重。推肺經多

陰陽推四横紋。天河入虎口揉卜計

肺經有病咳嗽多。可把肺經久按摩。

退肺經病。以肺經爲主。補腎水。分陰陽。運八卦。鳳凰單展翅。二龍戲珠。天門入虎口。揉斗肘。

腎經有病小便澀。推動腎水即棣滑。

退腎經病。以腎經爲主。推三關。退六腑。推脾土。揉二人上馬。運土入水。運八卦。清天河水。猿猴摘果。赤鳳搖頭。天門入虎口。揉斗肘。

大腸有病泄瀉多。可把大腸久按摩。

退大腸病。以大腸爲主。推脾土。運入卦。離輕。乾重。揉臍及龜尾。運土入水。推肺經。推外間使。分陰陽。天門入虎口。按弦搓摩。

小腸有病氣相攻。橫紋板門推可通。

退小腸病。以橫紋板門爲主。掐精寧穴。推三關。推肺經。脾土。運入卦。按弦搓摩。天門入虎口。

命門有病元氣虧。脾土大腸八卦爲。

退命門病，以脾土大腸入卦為主，分陰陽附二龍推肺經，運土入水，天門入虎口，飛經走氣。
三焦有病生寒熱，天河六腑陰陽訣。
退三焦病，以天河水六腑為主，揉小天心，推脾土，運八卦，運五經，掐五指節，按弦搓摩，天門入虎口，揉斗肘。
膀胱有病作淋痾，腎水八卦運天河。
退膀胱病，以腎水天河為主，揉小天心，二人上馬，清心經，水裡撈月，天門入虎口，揉斗肘。

膽經有病口作苦。只從妙法推脾土。

退膽經病以脾土為主。推三關。分陰陽。二龍戲珠。雙龍擺尾。按弦搓摩。天門入虎口。揉斗肘。

胃經有病食不進。脾土大腸八卦應。

掌面穴道主治

掐心經　用右手食指掐任兒心經背。將大指掐本穴。次掐內勞宮。推三關。此三經發熱出汗用之。

掐腎經　小指根推至中指根止。清小便赤澀。退六腑下穉至小指尖曲處[illegible]小便短少眼白青色[illegible]之。一掐腎二指小横紋退六腑治小便赤黃掐腎水下節并大横紋退六腑退潮熱。

掐肺經

一掐肺經。二掐[illegible]三起乾上止。當間輕[illegible]頭重治咳嗽[illegible]

掐大腸

一掐大腸。側推[illegible]為補。止[illegible]泄瀉。紅痢補腎水。白多推三關。

掐脾土

醫用大食二指拳兒大指尖。直其指而推。回推。

可消乳食。屈其指而推曰補，可進乳食。

運五經紋

自脾肝心肺腎五經逐一搯揉之，動五臟之氣。肚脹血氣不和，四肢掣跳，以大指往來推之。

推四橫紋

以大指往来推之，能和上下氣。手足常掣，頭偏左右，肚脹眼番白，推之。

運八卦

以大指自乾上週圍旋轉，推至兑上止，主開胷化痰，利離宮輕輕帶運，恐動火。又法從坎往艮順運九次，從坎往乾逆行三次，九轉三廻。

運內勞宮　屬中指運之。能動五臟六腑之氣。左運汗。右轉涼。

揉掐小天心　治口眼歪斜。生腎水。小兒天弔驚。眼翻。頭偏左右。用之

推版門　氣吼。氣促。用之。

運水入土　自腎經。推去。從兌乾。坎艮至脾土止。治脾土虛弱。脾胃火旺。水火不能兼濟。水盛土枯。五穀不化。用之。如小兒眼紅能食。則是火燥土也。亦運

水入土。土潤而火自尅矣。從坎推至艮。亦是運水入土。又法。用右手拿兒手指。左大指推兒小指。背。從弦推轉。至大指背止。

運土入水

自脾土推至腎水止。往反推之。即是脾土太旺。水火不能既濟。用之。若口渴眼翻白小便澁并腎水頻數。則土盛水枯。運土入水。使之和平。

又法。用左手拿兒大指。將右手大指。自兒大指背。隨背弦轉至小指根止。凡推俱要自指尖推至指根方住。

掐龜尾并揉臍

治水瀉肚脹，臍風盤腸等驚。

揉臍法

先揉斗肘，後以左大指按兒臍下丹田，以右大指一往一來，迴圍搓摩之。

掐外勞宮

掌背穴道主治

用右手拿兒手指，將左手大食二指掐而揉之。

治糞白不變，五穀不消，肚腹泄瀉，內外齊粘者。

瘧疾

運外八卦　在掌背四圍和臟腑之脈絡。通一身之血氣。

掐二扇門　用大食二指分掐揉之。治急驚。口眼歪邪。左向右重。右向左重。又治熱不退。汗不出。

掐二人上馬　上補腎水。屈兒小指。醫以左大指拿便屈處。右指泥掐側掐至曲池止。治小便赤澁。

掐精寧穴　治氣急。食積。痰壅。

掐威靈穴　治臨危卒死。氣急。氣吼。急慢驚風。掐此有聲可治。無聲不治。

掐一窩風 治久病腹疼。并慢驚。及發汗。

掐五指節 治驚嚇。人事昏迷。

後谿穴 在小指根外側。大橫紋尖上。推上爲清。推下爲補。清小便。補腎水。

手肘面穴道

總筋 在掌肘交界正中。過天河水。能清心經。口內生瘡。遍身潮熱。夜啼。四肢掣跳。用之

分陰陽 兒病俱由陰陽失調。須分陰陽。推三關。退六腑

為主寒多則宜熱之。多分陽邊、多推三關。熱多。則宜涼之、多分陰邊。多退六腑。又法。屈兒拳。於四指背節。從中兩邊分之。治泄瀉症。

和陰陽 用兩手托兒兩肘。將兩大指從陰陽二筋合至中間。調理氣血用之。分陰陽則從中間分至兩邊。

天河水 在總筋下中心。明目。去五心潮熱。除口中瘡。

手肘背穴

陽池穴　治風痰止頭痛

螺螄骨　手肘背高骨是

外間使　止轉筋吐瀉

腳上穴

大敦穴　鷹爪驚用以掐之揉之

解谿穴　即鞋帶穴內弔驚往後仰用以掐之揉之

中臁穴　驚來急掐之揉之

湧泉穴　治吐瀉先掐後揉左轉止吐右轉止瀉女反是

僕參穴　治攣跳失去、醫用口咬此穴。揉之即甦。

承山穴　治氣吼

委中穴　治望前撲、

凡掐男左手右脚。女右手左脚。掐法先於主病之穴掐三遍、然後於諸穴掐三遍、就揉之、每日掐三次或四次。其病即退

頭面穴

百會穴　在頭頂心。治頭痛、

太陽穴　止頭疼

大天心　在着心中

頰車穴　治口不開，开牙疼。

人中穴　掐此，治不省人事。

承漿穴　治口緊

手六筋　一淨　二陽　三心　四總　五陰　六醫

從大指邊向裡數

第一赤筋，乃浮陽屬火，以應心與小腸。

主霍亂，外通舌，反則燥熱，却向乾位掐之，又於橫門下本經掐之。則陽自散去。

第二青筋乃陽。屬木以應肝與膽

主溫和。外通兩目。反則赤澁多淚。向坎掐之。目是明矣。

第三總筋位居中。屬土。總五行以應脾與胃。

主溫暖。外通四大脈門。反則主濕痢等症。在中界掐之

則四肢舒暢

第四赤淡黃筋。居中分界。土火兼備。以應三焦。

主半寒半熱。外通週身。反則主壅塞之症。向中指掐之。

則元氣流通、

第五白筋、乃濁塗屬金。以應肺與大腸。

主微凉、外通鼻孔、反則胞腸脹滿、在界後搯之。

第六黑筋、乃重濁純陰、以應腎與膀胱。

主冷氣、外通兩耳。反則主心竅昏沉、在坎位搯之。

力熱外寒。搯浮筋。作冷。搯陽筋、驚風、搯總筋。

作寒、搯心筋。即轉熱。作熱、搯陰筋。即轉凉、

内熱外寒、搯腎筋。

(一)馬郎手掌歌

嬰兒發汗有神訣。只在三關用手法。

三關即寸關尺。從此推至曲池止。

再掐心經與勞宮。大汗立至何愁雪。

心經係中指稍節。勞宮在掌中心。

不然重掐一扇門。汗出如雨便休歇。

二扇門。在手背中指。根節。高骨兩邊。

若患痢疾并水瀉。重掐大腸經一節。

大腸經在食指根節。以上穴俱宜先掐。後久久揉之。

側推虎口見功夫。再推陰陽分寒熱。

虎口在大指食指叉開。推自食指稍上。

要知嬰兒咳嗽多。肺經一節須掐揑。

肺經。在名指稍節。先掐後揉。

再運八卦開胸膈。中間却宜輕些些。四横紋。推之和氣

四横紋。在四指根節。以大指往來推之。

五臓六腑氣不和。運動五經開其塞。

五經。在五指中節。

飲食不進兒著嚇。推動脾土便吃得。

脾土。在大指稍節。從稍推至三關謂之清。

飲食若進人事瘦。只補脾土功即奏。

将大指屈了。從三關推至大指尖謂之補。

若是小便赤兼澁。小横紋與腎水節。

小横紋。在小指根節。腎水。在小指稍節。

往上推而謂之清。往下推而謂之補。

小指節從至中指根謂之上六腑下推至小指曲處謂
之下。
小兒若被風水嚇。掐運兩手五指節。
即五指表節。
大便閉塞久不通蓋因六腑有積熱。橫紋肚臍施功用。更
掐腎水下一節。
小指根節即膀胱穴。先掐後揉。大便自通。
口出熱氣心經熱。只用天河水清切。

天河。從三關六腑過正腎中指。

總筋上掐從上推。驚病之中都用得。

往上推者。將中指中節背屈轉從天河上推至曲池兒

大。推至肩井

若是遍身不退熱。外勞宮掐多揉些

外勞宮。在掌背中心

不論人熱與大潮。更加水裡撈明月

小指根下。上馬穴。係膀胱水經。在正中手心內運旋故

司水裡撈明月手法詳後

天門虎口斗肘穴重掐順氣又生血

天門在大指尖側斗肘在手肘外曲轉處

黃蜂入洞治陰症冷氣冷痰俱靈應

黃蜂穴在中指根兩邊將大指掐而揉之

陽池穴能治頭痛一窩風治肚痛積

陽池在手肘背螺螄骨右曲手自有一窩一窩風在陽池之上掌背盡正中有一壺穴

威靈可救卒暴亡。精寧穴治打逆呃。
威靈在小指側下，掌盡處；精寧在虎口下掌盡處。
男女眾苦往下擦，重掐大小天心穴。
小天心在勞宮下坎宮上，大天心在背心中。
二人上馬補腎水，即時主見輕體上。
上馬穴在名指小指根下對火中。
飲食不思并咳嗽，九轉三迴有口訣。
手面入外上運之

運動八卦分陰陽離坎乾震有分別
陽在大指邊，陰在小指邊。
男左三關推發熱，退下六腑冷如鐵。
三關在手肘大指邊。六腑在小指邊。
女右六腑退下熱。推上三關為涼訖。馬郎留下救嬰孩。後學慇懃參妙訣。

又歌

口中棟舌心經熱。退下六腑撈明月。

更有天河水要清，此是神仙真妙訣。
虛來面白與唇紅，氣乳加之虛熱淹。
潮熱遍身傷乳食，補脾推腎一般同。
天瘢不出清心經，分陰陽兮掐威靈。
氣熱推肺四橫擦，此是仙家又一說。
口唇俱白氣血虛，妙法千金只補脾。
四肢冷弱推三關，更補脾吐四橫紋。

推摩症候訣

頭向上時運八卦。　多補脾土痰即化。

兩眼番白何時歇。　即推三關五指節。

四肢發舞兒著驚。　五指節宅再清心。

口渴飲熱元氣虛。　大推天河水即除。

肚響氣虛分陰陽。　再推脾土身自強。

不言如啞是痰迷。　吐法脾經不等閒。

四肢攣跳偏寒熱。　分陰陽掐土指節。

眼睛不開氣血虛。　正是醫家補腎時。

小兒眼白推腎經。八卦運来即時鬆。

眼偏左右顛番白。二人上馬天心穴。

頸偏左右是有風。陰陽五指節加工。

肚膨氣壓亦血弱。補脾莫把陰陽錯。

青筋裹肚属有風。補脾土搯五指同。

生乳之兒胃有寒。陰陽脾土最相干。

飲食瘦弱緣火疾。六腑天河兩相應。

眼向上時分陰陽。運水入土推腎驗。

哭聲不止兒跳叫　推過心經陰陽妙

鼻流清涕肺經推。到晚昏迷亦可治

四肢向後推脾土。再按肺經兼擦尾。

眼黃有痰清肺經。脾土推來最有靈。

大小便少退六腑。清却腎經兒不苦。

口歪不正是風邪　肺經五指兩相請

咬牙補腎分陰陽。臉青三關推肺良。

遍身俱掣因風至。五節補脾展風翅。

或然兒手扒人咨。快推心經退六腑。
兒身寒掣法何便。急掐三關揉湧泉。
一掐斗肘三關訣。合骨天河撈明月。
肚痛搽擦一窩風。更有單拳肚角穴。
夜啼心熱天河清。乾嘔妙法掐精寧。
鼻滴鮮血五心熱。六腑天河與明月。
一掣一跳推心經。五節補脾加精寧。
兩眼看地補脾法。腎水推分四横擦。

急筋弔頸卒中風。拏合骨掐威靈同。

諸名色手法治病訣

水底撈明月最涼。清心止熱實爲強。
飛經走氣能行氣。赤鳳搖頭助氣長。
黃蜂出洞最爲熱。陰症白痢水瀉良。
按弦走搓磨。動氣化痰多。
二龍戲珠法　溫和可用他。
鳳凰單展翅。浮虛熱能除。

猿猴摘果勢。化痰消食多。

手訣

推三關 先掐心經。點勞宮。後向手腕推之。乃大熱法。女反此用。○此三關是寸關尺處。又法於風氣命三關。豎將中指踢起兒與名指。食指用大指掐拿食指尖命關。并後谿穴。隨以大指推三關五六十。并掐二十餘下。推他青筋變紫。紫變紅。紅變白。即止。若瀉指揉風關。掐上虎口數十下。

退六腑 先掐心經點勞宮次向手掐推之乃大凉法女

反世用。

黄蜂出洞法 乃大熱法。先掐心經勞宮。開三關。後用兩大指。

[illegible]陰陽起。一最一上至關中離坎位掐之。發汗

[illegible] 二大指跪入兒兩耳數十次能通氣。

[illegible]兒小指。揉勞宮。又用大食二指。掐兒中指

[illegible]兩邊

水底撈月二　大寒法。先清天河水。後用鉛粉塗兒掌心、以冷

水一滴二豎以大指曲仰。用指背節於內勞宫

旋推、狀口遠向兒掌心吹之隨指而轉。

數回、再推天河、或五指皆跪中指向前跪。四

指隨後一点行。若左運呵暖氣。亦屬熱。女反

此。

打馬過天河法二　乃溫穴。先右運勞宫。後以左手拿兒大小二

指向食將中[illegible]名三指。從天河上、打一打二

有三又從三打至一人說一竹至三、九輕三重、左至斗肘下。又法醫開食中二指、彈兒中指甲十餘下。隨挐天河位。搖按數次。然後寨々二路打至手灣止。中指午位為也

清天河水法二

乃涼法。將左大指搖兒小天心穴。用右大指自總筋上起。推至曲池上。大兒推至肩井上。或用中指中背曲轉推。亦滑。

赤鳳搖頭法三

和氣血。主治驚。醫將右大食二指。拿兒大指頭

揉攞之向胸内攞為補向外為泄 又法将一手拿兒手曲尺穴将一手拿總心處揉攞之名揉斗肘亦向胸内為補向外為瀉 又法兩手捏兒頭揉之

天門入虎口法五

生血順氣用大指自兒命關推至虎口或從大指巔推入虎口虎口處攢掐之又自兒小指根起推掌背跨入虎口處止又自乾宫經坎艮入虎口按之清胖又用右手大指掐兒虎口中指

掐住天門食指掐住總位以左手五指聚住揉斗肘輕輕慢慢而揉。

猿猴摘果法二 消食化痰以兩手攝兒螺螄骨上皮摘之又用兩手拿兒雙手虎口齊兩耳揉之。

二龍戲珠法二 治驚以兩手攝兒兩耳輪戲之兒眼向左則右重手向右則左重眼不平兩邊如一眼向上則下重手下則上重又用兩手指在人中兩邊對鼻孔揉之。

蒼龍擺尾法三 治驚。以一手掐勞宮。一手掐心經。搖之。又身向兒背。用兩手拿兒兩手虎口。擺之。又用手撚兒指、

鳳凰鼓翅法一 治黃肝。掐精靈穴。搖擺之。

鳳凰單展翅法二 腹氣化痰。用右大指掐總筋。四指翻托手肘下。大指又起又翻。如此做至關中。又用手拏兒脾腎二經。將手肘活動搖之。

孤雁遊飛法一 亦治黃腫。以大指自脾土外邊。推經三關六腑

天門勞宮。還上脾土。

老漢扳繒法 一

治痞塊。以一指掐兒大指根骨。一手掐脾經搖之。

飛經走氣法 四

先運五經。後五指開張。一滾捉關中。用手打拍。又以一手推心經至橫紋止。以一手揉氣關。乃行氣之法。又法。用身靠兒背。將兩手從脇下奶傍下。揉之。又以食中二指。自兒寸口中起。兩指點行。如人有和至曲池止

發汗搓磨

二化痰用。先用八卦。後用指搓兒手。關上三搓。關中一搓。關下一搓。拿兒手。輕輕慢慢而搓。又將右大指自寸口邊起推上三關。至曲池。轉從六腑下。手腿止。

○○拿法

醫用右手大指。跽兒膝位上。而以中指於一窩風處對著大指儘力拿之。

或用右手食中二指。夾兒左手中指甲尖。用大指當掐長一折拿之。

或用大指甲掐入兒中指內。尤為得力。

又有將兒兩手背。以兩手托著。緊緊連指掌一把拿住。

扯傍兩膀。一總儘力夾住。不拘急慢驚風。或發狂。用手抓人。手足揚舞。像搐者用之。

又小兒口緊不開。將大中二指。着力拿其牙關穴。自開。要用指入口。按病者舌根。取吐與灌湯藥。俱用此法。此穴在牙腮盡處。近耳者是也。

〇〇汗法

小兒作寒熱。或鼻流清涕。或昏悶。一應急慢驚風等症。用葱姜湯。竪以左手大指面醮湯。於鼻兩孔着實擦洗數十次。謂之洗井竈。以通臟腑之氣。更擦鼻兩邊數十下。由鼻梁山根。推上印堂數十。再用兩手中名小六指。將兒兩耳扳轉向前。掩其耳門。以兩大指更迭上推。從印堂而上。左右分抹。眉額眼胞各數十下。至兩太陽揉掐之數十下。隨將全指摩擦其顖門頭腦。亦數十下。後將兩大指拿住兩太陽。兩中指拿住腦後兩風池穴。四指一齊着寔撐穩。一會。令其大哭。即有汗出。

風池穴。後腦下頸項之上。兩邊軟處是也。

又或擦其肺俞穴。揉一窩風。內勞宮。掐二扇門。推後。須用手掌摩其頭面。令乾。恐濕反招風。若自汗者。点用此法。以取正汗。但汗後。須多推脾土。以收之。

()()吐法

醫將左手托兒後腦。令頭向前。用右手中指插入喉間按

住舌根。令其哽噦。兒有齒并牙關緊者。用前掐牙關穴法

牙關。隨用筆管塡其齒齦。然後入藥。庶不被咬。此法較汗

下尤効之速。身虛弱者。忌用。

○下法

兒不能言者。偶然惡哭。即是肚疼。令一人抱兒置膝間。醫

將兩手摟抱其肚腹。着力久久揉之。如搓衣服狀。又用兩

手摩揉其臍。左右旋轉數百餘回。每轉三十六。愈多愈効。

隨用兩手於肚兩邊推下膀胱。并從心口推下小肚。

吐法

横門刮至中指尖掐之　版門推向横紋掐之

止法

中指一節推上掐之　横紋推向版門掐之

向手膊推為上　向手指推為下

欲吐往下推　欲止往上推

瀉法

手背刮至中指尖　横門推向版門

小法

中指背第一節掐之　　脈門推向橫門

()()掐驚起止穴訣

凡驚風先自中穴道掐起。至勞宮。板門。橫門。六腑。內關。八卦。尺澤。三里。肩井。百會。印堂。人中。承漿。

又自左右太陽。耳根。然後轉至右肩井。五里。尺澤。八卦。內關。板門。勞宮。中穴道完。

又掐背上。百勞穴起。至椎骨節。下至尾閭。

又掐揉至膏肓、腰俞，然後至下身委中、承山、崑崙、僕參、湧泉、大敦止。各穴皆掐皆揉，俱要四十九度。男從左轉，女從右轉。外有推退等法，看紋脈面色用之。

○如常推拿法

先自印堂密掐至百會，又自印堂各分開眉尖上，密掐至兩太陽穴揉之，男自右轉，女自左轉，大眼角雙手擦之，至人中、承漿、夾車揉之，密掐至眉尖揉之。

又男左女右手腕中掐起，至掌根橫紋，用手推下數次，又

察掐中指稍并五指俱掐

又自百勞穴起至尾閭夹趾夹揉膏肓與後心又揉尾閭穴分開兩腰下臂上是穴後於前面前心推下數次再揉兩奶傍以手心揉丹田

又男從左腳拿腳灣委中穴揉之三里承山三陽腳後跟湧泉大指内甲半俱揉掐之五指皆拔之

女子自右手照前穴道掐至左手如前穴道若昏迷不省人事照前穴道以燈心蘸點之五心百會及臍更多炮之

但是骨節處頭搖處動處俱轉動使血脉活動可也若省人事則已不然以火酒刷开開關用松蘿為末約一升許炒熱以絹包熨各穴道先用 晋蔥麪粉香油各經先揉後熨之

其燈火炮時用生薄荷葉搗汁以燈火炮之取水火既濟之意凡掐驚須於指節縫內先掐一下動其血脈即揉數十調其元氣所謂先冲後補也揉掐身上穴道亦然

凡兒遍身掣跳即推腎經一節照後四心揉之

喉中氣响。先掐大指第一節。

有痰。掐中指背後第一節。

眼光直視、掐中指第一節掐三下

歪視。是肺不安。掐手足四心。

又云掐驚先從手足十指頭。指甲根裡外掐遍。後依前文

道掐之何也。經絡之脉。六陽六陰。手足指各二陰三陽。其

陰脉在手足指甲根裡面。其陽脉在手足指甲根外面。每

一指裏外。管二經一脉絡。凡患傷風閉結急症。須輪掐下

掐疎通氣脉。然掐須將两指夾兒指頭。裡外指甲根一掐。

一放。又放又掐。一輕一重。為妙。

主病經絡拏法

一小兒口眼歪邪。左豎從右手穴道逐一掐之。并掐面上

穴道。口眼隨轉右。至右掐左。并面上點然。

又有閉目不言。掐面上穴道。掐之隨笑語。

又有手足牽縮者。醫從足大指至鞋帶穴。脚腰脚股脚膝

趁周廻掐之。隨即起步。何妙至此。凡患急慢驚風。皆由胃

經及呼膽三焦經之所至也。尋本經穴道掐之即愈。

面上穴道

太陽　髮際　頰車　客主　人迎　承漿　山根

以上穴道。自太陽掐起。至承漿。又從承漿至太陽。輪流掐之。

手上穴道

少商　三間　魚際　經渠　大陵　尺澤

肩上穴

在肩頭尖陷中。

背上穴

在第三椎骨下。

以上穴道自大指頭掐起。至指筋前。至掌背關前至手

整屈伸處。至背節。輸流掐之。不動再掐此專掐手牽縮。

腳上穴道

三毛　內庭　蹈晉腸　解谿　三里

以上穴道自足大指掐起。至鞋帶處。腳脛膝下。至尾庄

骨輪流搐之此為搐足牽縮。

驚有四症八候

何為四症，驚風痰食。何為八候，搐搦掣顫反引竄視。

何為搐，兩手伸縮者是。何為搦，十指開合者是。

何為掣，勢若相撲者是。何為顫，遍身搖動者是。

何為反，鼻若反張者是。何為引，身仰向後者是。

何為竄，目直似怒者是。何為視，睛露不和者是。

驚風有陰陽二症。陰症者握指在內，陽症者握指在外。

男握陽拳為順。陰拳為逆。女握陰拳為順。陽拳為逆

急慢二驚辨

小兒之疾。並無七情所關。病在肝經脾經者多。急驚風屬肝木風邪有餘之症。宜用苦寒之劑。清氣化痰。其候皆因驚恐而得。或面青口噤。或聲嘶啼哭而厥。發過面色如常。良久復作。身熱面赤。喜飲。口中氣熱。大便黃赤。色。惺上不驟。至拾慢驚。屬脾土。中氣不足之症。宜用甘溫補中之劑。其候多因脾胃損傷而得。發則搐無休止。身冷面黃不渴

口鼻中氣寒大小便清白昏睡露睛目上視手足瘈瘲筋
脉拘攣二症辨别明白穴道手法補瀉無差庶無變症否
則急驚變為慢驚慢驚變成慢脾風多至不救
大抵小兒初病元氣無虧乳食如常發熱便秘作渴飲水
睡不露睛悉屬形病俱實當治邪氣
病久元氣已虧食少發熱口乾飲湯嘔吐泄瀉肢淋畏寒
而露睛者悉屬形病俱虛當補正氣

〇〇三寸之驚病形治法

第一蛇絲驚　因酒食無度。勞鬱傷神。拉舌。四肢冷。口含母乳。一噴一口青烟。肚上起青筋。氣急。便是心經有熱。推三關五十　推天河水二百　退六腑一百　運八卦一百　運水入土五十　運五經　水底撈月五二　用火胸前六燋。小便頭上輕輕掐一爪。用蛇蛻手足纏之。便好。　用薄荷湯推將蛤粉塗湧泉穴。

第二馬蹄驚　因食與葷毒。熱於脾胃。頭足亂舞。因風受熱。推三關一百推肺經一百運八卦五十推脾土一百運五經七十推天河水三百水底撈月飛經走氣二十天心穴掐之。心經二筋掐之。急用燈火手足肩膊上一燋。喉下三燋。臍下一燋。急启進不退浮筋掐之。姜水推掐慈數臍取汗。

第三水瀉驚　因生冷乳食所傷。六腑大寒。肚響。身軟弱。唇白眼番即是。

推三關三百分陰陽二百推脾土一百推大腸二百四橫紋二百

黄蜂入洞五十　二扇門　手心揉臍　龜尾五十　男左女右

後將燈火斷之類東名燋　一更推背心　演手總筋腳上

第四潮熱驚　因失饑傷飽食不納脾胃虛弱五心潮熱

氣吼口渴手足常掣眼紅

推三關一十　推肺經二百　推脾土一百　運入卦　分陰陽一百

二扇門二十　要汗後再加退六腑二十　水底撈月

第五烏沙驚　因生冷太過或迎風食血經變成沙行遍

身四肢黑青筋過臉肚腹膨脹唇黑即是五臟有寒主

吐瀉烏骨白鷄毛探吐痰

推上三關二百　推脾土二百　二扇門三十　運八卦一百　四横紋五十

黄蜂出洞二十　分陰陽三下　手心揉臍五十　用燈火青筋縫上

七燋背心斷青紋便好又將黄土一塊碗内研爛為末

米醋一鍾鍬内炒過將手袱包從頸往下推入脚用針

刺破妙用燈火四心斷之　又法將蛤粉遍身擦之

第六烏鴉驚　因吃乳食受嚇或吃冷物以傷榮衛大叫

一聲即死眼閉口開手足一掣一跳即是心經有熱細

茶洗口。蛤粉擦腦頂。

推三關三十 清天河一百 補脾土一百 清腎水五 運八卦一百

天門入虎口 揉斗肘 用火缄門口角上下。肩髆掌心。脚跟眉心心演鼻梁。各一燋。或脚来或手来。用散麻纏之。用老鴉蒜晒乾。燒為末。在心窩貼之。妙。

第七鯽魚驚 因寒受驚。風痰結湧。乳氣不絕。口吐白沫。四肢擺。眼翻即是。肺經有病。

推三關一百 推肺經一百 推天河五十 按弦搓磨 運五經三十

掐五指節次三顖心上用燈火四燋口角上下各一燋心演臍下各一燋用打魚絰溫水洗涎與香豉用鯽魚燒灰爲末乳調或湯吞下亦用細茶洗口蛤粉擦顖項

第八肚膨驚　因飲食太過胃中不能剋化氣亂肚膨青筋眼番白即是五臟有寒

推三關一百推肺經一十推脾土二百運八卦五十分陰陽五十

手心揉臍五十按弦搓摩　精寧穴一十青筋縫上用燈火四燋如泄豬尾骨上一燋側拐入一燋頭軟天心一燋

肚臍上下一燋。否不開口。心窩一燋。在一指下。姜水推取汗。搗葱陽紙七層包臍紫上條住。

第九夜啼驚　因吃甜辣之物。耗散榮衛。臨啼哭。四肢掣跳哭不出聲。即是被嚇。心經有熱。

推三關二十　清天河二百　退六腑一百　分陰陽五十　清腎水三十

水底撈月五十

第十宿沙驚　其症到曉昏沉。不知人事。口眼歪斜。手足掣跳。寒熱不均。

推三關十五 退六腑十九 補腎水十五 掐五手指十九 分陰陽廿

按弦搓摩十 姜水推

第十一急驚 因食生冷積毒以傷胃肺中有風痰裹心經心絡之間。手握拳四肢掣跳。口眼歪斜是也。受驚感風

推三關十二 推脾土十二 推肺經十五 運八卦十五 推四橫紋十五

運五經十六 猿猴摘果十二 掐五指節十三 後用燈火斷鼻梁眉心心演總筋足鞋帶以生薑油擦之或在臍上陰陽掐之 姜水推腎心湯吹口

第十二慢驚　因乳食之間受驚脾經有痰咬牙口眼歪斜。眼閉似睡非睡。口中氣冷。四肢掣跳。心間迷悶。即是脾胃虧敗。久瘧被嚇。非一日之疾。

推三關一百　補脾土二百　推肺經二百　運八卦五十　掐五指手節三十　天門入虎口　揉斗肘一十　赤鳳搖頭二十　運五經三十

此驚雖救。掐住眉心。良久便好。兩太陽心演用劉粉油推之。用燈火上下手足各四燋。麝香水推三遍不醒不治。

第十三臍風驚　因臨產剪臍。風入臍內。口吐白沫。四肢掣動。捏拳眼偏左右是也。此症三朝一七。兩眼起黃丹。夜哭。口內喉演有白疱。針挑破出血。効。推三關十下。推肺經十下。燈心大臍上下。大指節。湧泉穴各四燋。顖門四燋。喉下。心平各一燋。蔥水推。若推通燋。通臍。仍畜口吐白沫者。不治。

第十四彎弓驚　因飲食或冷或熱。傷於脾胃。冷痰湧於肺經。四肢向後仰上。哭聲不出。腳向後伸是也。

推三關一百赤鳳搖頭二十推四橫紋二十推脾土二百補腎一百運八卦一百分陰陽二十脚膝上四燋青筋縫上七燋。喉下三燋。將內關掐之。麝香水推。薄荷湯洗口。推過如舊。

不治

第十五天吊驚。因父母與之風處乳食。風痰經於胃口。手足向後仰。頭望後。稱即是肺經有熱。

推三關五十推脾土一百推肺經二百補腎水五十分陰陽一百飛經走氣一十顋用燈火四燋。兩肩二燋。總筋鞋帶各一燋喉下一燋，周臍四燋，眼番不下，耳珠下掐之。姜水推出汗，艾湯洗口，禁乳一時。

第十六內吊驚　因當風睡臥，風痰太盛，哭啼不止，遍身戰動，臉青黃，向內掣，口歪掣跳是也。肝經受病。

掐三關五十，推肺經一百，推脾土一百，運土入水二百，推腎水五十，分陰陽一百，按弦搓磨五十，用竹瀝與兒吞之。手縮用黃蠟二錢，細茶一錢，飛鹽一錢，擂為末，皂角末五分，酒醋各半小鍾，下銚內同黃蠟二錢化開成餅，貼心窩一時，去藥甚妙。麝香水雞甘艸湯洗口。禁乳一時。　又法用膠棗三個香仁二十枚〻銀子磨水為餅。貼手足心。

第十七胎驚　因母得孕或食葷毒之物。或受勞鬱之氣。落地或軟或硬。不開口。如啞子形即是。

推三關三十　分陰陽一百　退六腑五十　飛經走氣二十　運五經　天門入虎口　揉斗肘二十　頭上喉下各三燋。臍下四燋。便安。不開口出聲。四大爪甲上掐之。或軟不醒。心下臍下燋之。醒不開口。用母乳。將小　後心窩揉之即安。

第十八月家驚　因母當風睡卧。或小兒月内受風。痰虜

心口落地。眼紅撮口。手握拳。頭偏左右。哭不出聲是也。

肚上青筋。半月即發。肚脹氣急。母食煎炒過多。

推三關一百。推肺經一百。運八卦五十。推橫紋五十。雙龍擺尾二十。

揉小肘五十。中指掐之。版門掐之。若不效。青筋縫上七燋。

背上二燋。即效。臍上四燋。青筋背上二燋。及百勞下穴

二燋。即好。

第十九盤腸驚　因乳母食生冷葷腥之物。傷於五臟。六

臍。肚腹冷痛，乳食不進。人事軟弱，肚起青筋，眼黃手軟。

此是六腑有寒。

推三關一百，推脾土一百，推大腸一百，運土入水五十，推肺腎經各一百，清腎水一百，揉臍。燈火斷之妙。姜水推。艾為餅敷臍。麝香揉湧泉穴。

第二十鎖心驚　因食生冷過度，耗散榮衛，氣逆鮮血。口紅眼白。四肢軟弱。好食生冷物，此是心因火盛。

推三關二十，清心經三百，退六腑一百，分陰陽一百，清腎水一百

運八卦五十　水底撈月五十　飛經走氣五十　即效　麝香水推。

米泔洗口。蛤粉搽太陽。手足心腦心要涼。可治。依舊不治

第二十一　鷹爪驚　因亂食受驚。夜眠受嚇。手爪人衣仰

上哭聲號叫。身瞅寒戰。手爪望下來。口望上。即是肺經

有熱。心经有風

推三關二十　清天河二百　推肺經一百　推大腸　打馬過天河

一十　清腎水一百　二龍戲珠十　天門入虎口　揉斗肘

將手足二灣搯之。燈火頂心一燋。四心一燋。心演肩心

部用火斷。用潮粉臍上闕一轉。即安。是大敦穴揉。或燈火斷之　掛水推。出汗燈心湯。洗口。

第二十二嘔逆驚　因夜睡多寒。食多生冷。胃寒腹脹四肢冷。肚疼响。眼番白。吐氣嘔逆是也。

推三關一百　推肺經一百　推四橫紋五十　鳳凰展翅五十　心窩中掐。各斷七燋　姜水推。出汗

第三十三撒手驚　因乳食不和。冷熱不調。有傷五臟六腑先寒後熱。手足一掣一跳。咬牙眼番白。手一掣一死。

即是

推三關一百推脾土一百運土入水十五運八卦十五赤鳳搖頭五十將兩手相合橫紋側掐之。若不醒大指頭掐之。上下氣閉。人中穴掐之。鼻氣不進退。吼氣寒熱。承山穴掐之。先推眷心。後用燈火斷。總筋兩手背上各一燋。

第二十四撈手驚　因濕氣多眠。或食毒物。乃傷脾土。手往後一撈而死。眼黃口黑。人事皆迷。掐不知痛。是也。蓋因受嚇。

推三關一百 推脾土一百 推肺經一百 分陰陽一百 黄蜂入洞十下

飛經走氣 天門入虎口 揉斗肘十二 燈心火脅心四焦。心窩七焦。手曲池一焦。額心四焦。即安 姜水推出汁細茶洗口。麝香搽湧泉穴。

第二十五看地驚 因乳食受嚇。或夜眠受驚。兩眼看地。一驚便死。口歪手捏拳。頭聽不起。兩足。

推六關三十 天河水二百 赤鳳搖頭十下 推脾土八下 肺經十下

按弦走搓摩 用燈火肚臍四焦。顖門四焦。喉下二焦。

皂角燒灰爲末。童便及尿。調。是指尿柴篦用火焙乾。顖門貼之。即醒。

第二十六丫凳驚　兩手如丫凳

推三關一百　二扇門一十　分陰陽五十　運八卦五十　飛經走氣一十　掐子時起可救。燈火曲池四燋。虎口上紋四燋。不止不治

第二十七坐地驚　如坐地樣

推三關一百　二扇門一十　揉委中一百　揉膝一百　揉兩膝。兩關豬尿。用燈火斷之。

第二十八軟脚驚　向後斜[illegible]

揉膝。螺螄骨上。周膝各四燋。湧下三燋。

第二十九直手驚　雙手一撒便死左手齊下

先推眉心。用火斷四燋。　推三關下五逆曲池十五揉一窩

風一百後用燈火。從筋斷手上各四燋。

第三十迷魂驚　昏沉不知人事

推三關一百運八卦　推脾經一百名諸脾土下五清天河水

一百鳳凰展翅十一掐眉心。人中。頰車。後用火斷心演總筋。

蘇帶，各七燋，即效。

第三十一兩手驚　兩手撒向前

推兩手後，用燈火斷心演、總筋、顋門，即愈。

第三十二肚痛驚　哭聲不止，手抱腹，身展轉。

推三關一百，補脾土一百，二扇門一百，黃蜂入洞，推大腸各一百

捺臍　揉龜尾各一百，臍上下燈火斷七燋

凡看驚掐筋之法，看來何穴當先，將主病之穴起手掐三遍，然後諸穴俱做三遍，就揉之，每日掐三次或四次，其病即退。

凡指後俱禁乳片時母將水洗乳先捏去宿乳數點然後與兒吮之。

○○三關紋色歌

嬰兒須看三關脉　風氣命中審端的
青紅紫黑及黃紋　屈曲開了似鍼直。
三關通青四足驚　水驚赤色誰能識
人驚黑色紫瀉痢　色黃定是雷驚

○○診脉歌

小兒一歲至三歲　有病當於脈裡看
浮洪風盛數多驚　虛冷沉遲實有積
腹痛緊弦牢實秘　虛濡有氣更兼驚
脈緩只是不消乳　滑主露濕冷所傷
弦長客忤分明說　沉細腹中痛切切
痢下宜腸急痛時　浮大之脈歸泉路

小兒初生諸病

○胎熱

三朝旬外月餘兒　目閉胞浮症可推
常作呻吟火燥起　此為胎熱定無疑

○胎寒

孩兒足曲兩手拳　口冷膨脹身戰慄
晝啼不已夜熬煎　百日內兒是胎寒

○臍風

風邪是受入臍中　七日之閒驗吉凶
若見腹中臍突起　惡穀口氣是為凶
○臍突
孩兒百下百餘日　臍突光浮非大疾
穢水停中是所因　徐徐用藥令消釋
○夜啼
夜啼四症驚為一　無淚見燈心煩熱
面瑩夾青臍下痛　睡中頓哭是神干

○急驚

面紅卒中渾身熱　唇黑牙閉氣欲絶
目翻搐搦喉有痰　此是急驚容易訣
急驚之後傳如瘧　外感風邪爲氣虛
畧表次和脾與胃　然後寒熱得消除

○慢驚

陰盛陽虛病已深　吐瀉後睡揚驚睛
神昏氣緩涎流甚　此症分明是慢驚

〇搐症

搐症須分急慢驚　皆由氣鬱致昏沉

更醫調治宜寬氣　氣下之時搐自停

〇諸風

諸風夾熱引皮膚　凝結雖爲陡頓除

項頰腫須護喉舌　内疎風熱外宜塗

〇傷積

頭疼身熱腹微脹　足冷神昏只愛眠

因食所傷脾氣弱　下宜遲緩表必先

○吐瀉

脾虛胃弱痛根源　食穀水何運化行

清濁相干成吐瀉　久傳虛弱便風生

○傷寒

傷寒之候有多般　一概相推便救難

兩目見紅時噴嚏　氣粗身熱是傷寒

○傷風

傷風發熱頭疼痛　兩顴微紅鼻涕多
汗出遍身兼咳嗽　此傷風症易調和

○夾驚

身有微熱生煩躁　睡不安兮神不清
此是傷風感寒症　亦宜先表次寧心

○夾食

鼻涕頭疼時吐逆　面紅面白變不
此因夾食又傷寒　發表有功方下積

○赤白痢

小兒之痢細推尋　業獨成之積所為

冷熱數般難名異　寬腸調胃在明醫

○五色痢

痢成五色豈堪醫　日久傳來神氣昏

頭痛肚疼苦為最　便知孩是命難存

○五疳

齒焦毛髮豎難看　面黃肌瘦定為疳

○走馬疳

童面色光浮氣喘　牙焦腮有穴名疳

○脫肛

肛門脫露忌風傷　須評冷熱易為詳

○咳嗽

咳嗽雖分冷熱　達緣肺感風寒

眼淚喉內痰响　歲來因汗未乾

○腹痛

腹疼之因不一　豈獨癥瘕痃癖
必須細察調醫　漫使增添別疾

○口瘡

舌與牙齦肉爛腐　心脾胃火並炎蒸

○重舌

兒受胎中諸邪熱　熱壅三焦作重舌
或成鵝口症堪憂　用藥先須針刺破

○目症

生下旬餘目見紅　蓋因腹受熱兼風　涼肝心爲主

小兒雜症治法

〇〇治瘧

先寒後熱者。須先湧泉穴。黃蜂入洞　一飛經走氣　以千爲度　後掐大指。中指心經。勞宮。肝經　天門入虎口。又掐腎經　六腑。天河。若病久。心虛。須補脾關。多推之。

先熱後寒　須先退六腑　清天河　飛經走氣　掐患

指○大指○心經○勞宮○肝經合骨○天門入虎口　黃蜂入洞
以汗為度不拘寒熱瘧○俱在中封○三里穴截之　久揉
不起指○為截○
○○食瘧
先冷後熱　推三關二百　推肺經二百　運八卦一百　推脾土三百
推橫紋二百　天門入虎口十下　清天河水二百　腎水一百　分陰陽
一百　揉臍二百　五經紋五十　斗肘　撈明月三十
○○瘦瘧

喘咳不止　推三關二百　推脾土二百　推肺經二百　運八卦一百

天河水二百　退六腑三百　横紋二　分陰陽五十　樓弦二十　展翅二十

外勞宮　威靈穴　皆截瘧　桃葉搗敷足心

〇邪瘧

其來無時　推三關　天河水各一百　脾土五十　運八卦　横紋　虎口　斗肘各五　撈明月十下　威靈二　扇門各五十

桃條葱根湯推之用蒜隔紙敷内關使疱葉敷足心

虛瘧

先頭痛、後發熱。 三關 脾土 入卦 腎水 肺經

天河水各三百 自脚灣推至膝一百 陰陽一百 四横紋十五 飛經

二十 二人上馬十下 入虎口 斗肘各五十 葱姜湯推 用

砂仁。香附。米數粒。及足心。蚯蚓搽手心。

○()痢疾

熱多推六腑 寒多多推三關 推三關 退六腑 分

陰陽 運八卦 推大腸 揉臍及龜尾 推脾土

赤鳳搖頭 二龍戲珠 噤口痢是熱甚。要清取微汗

葱薑湯推。艾板末傅臍。

○○熱瀉

肚不响糞黃。退六腑二百 分陰陽 撈明月五十 脾土一百

揉臍 龜尾各三百

○○冷瀉

肚响。糞白。推三關二百 分陰陽一百 推脾土五十 黃蜂入洞

揉臍，及龜尾各三百 天門入虎口 揉斗肘三十 後用燈

火斷之不止，補湧泉 大腸經 五指節 外勞宮一

威靈精寧

走馬疳

牙跟上有白泡　退六腑　分陰陽各百　水裡撈月　清天河水各三十　鳳凰展翅五十　推後用黃連五倍子煎水。雞毛口中洗。以藥吹之。

頭痛

推三關　分陰陽　補脾土　揉大腸　太陽　掐陽池　斗肘　印堂　肺經　承漿　葱數臍各　艾數頭項

肚疼

三関 陰陽 脾土 揉臍 大腸 掐承山

脫肛

枯礬一分 百草霜四分 敷之

痰迷心竅

三関 按弦走搓磨 四横紋 運八卦 入虎口 揉

斗肘 掐五指節 揉臍 酒洗口 吐痰

小兒遍身熱不退

用明礬一錢和鷄子清調勻塗四心即退 又退用龜仁七箇和酒擂爛貼鬼眼穴

小兒四肢冷

用明礬一錢五分炒鹽三錢黃蠟二錢貼肚臍上

小兒肚脹作渴

用生薑蔥白搗爛酒吞下

小兒遍身腫

用胡桃 糯米 菉豆各七竈上土錢醋一鍾通炒過用

袱包走遍身搽之即消

小兒脫肛氣

用皁角七箇焙爲末　黃丹一錢和醋炒共成餅貼尾閭穴

實証

面腮紅熱便重秘　小便黃赤色不正
肺氣喘急脈息多　當行冷藥方祛痰

虛証

面光白色患多青　搖虛肚大嘔吐頻

萬育仙書卷下

金沙曹無極若水甫手輯

古杭陸嘉穀穗三氏
古越陸墊天臣氏 参閱

八段錦坐功圖訣

閉目冥心坐（冥心盤趺而坐）。握固靜思神。叩齒三十六。兩手抱崑崙（人兩手向項後，數九息，勿令耳聞，自此以後，出入息，皆不可使耳聞）。左右鳴天鼓，一十四度聞。（移兩手心掩兩耳，先以第二指壓中指，彈擊腦後，左右各二十四次）微擺撼天柱。（搖頭左右顧，肩膊隨動，二十四[illegible]）赤龍攪水津。（赤龍者，舌也，以舌攪口齒并左右頰，待津液生而嗌）

漱津三十六。一云鼓津 神水滿口勻。一口分三嚥。漱津液分三口汩汩教嚥

龍行虎自奔。液為龍氣為虎 閉氣搓手熱。以鼻引清氣閉之少頃搓手極熱鼻中徐徐乃放氣出

背摩後精門。精門者腰後外腎也合手心摩畢收手握固 盡此一口氣。再閉氣也

想火燒臍輪。閉口鼻之氣想心火下燒丹田熱極即用後法 左右轆轤轉。俯首擺撼兩肩三十六想火自丹田透雙關入腦戶鼻引清氣閉少頃間

兩脚放舒伸。放直兩脚 叉手雙虛托。叉手相交向上托空三次或九次 低頭攀足頻。兩手向前攀脚心十三次乃收足端坐

以候逆水上。候口中津液如未生再用急攪取水再漱再吞津如此三度畢

神水九次吞。謂漱三十六如前口分一嚥為九也 嚥下汩汩響。一云百脈

河車搬運訖，擺肩并身二十四，及再轉轆轤二十四次，發火遍燒身。想丹田火自下而上，遍燒身體，想時口鼻皆閉氣少頃。邪魔不敢近，夢寐不能昏，寒暑不能入，災病不能侵。子後午前作，造化合乾坤。循環次第轉，八卦是良圖。

一息解　鼻氣一出一入之謂。

呼吸解　氣出謂之呼，呼則動天干；氣入謂之吸，吸則動地支。

吐納解　吐從口出，納從鼻入。吐惟細細，納惟綿綿。

六氣訣　嘘呵呬吹呼嘻是也。

一曰嘘。嘘主肝。肝若嘘時目睜睛。主治目疾

二曰呵。呵主心。心呵頂上連叉手。主治心火

三曰呼。呼主脾。脾若呼時須撮口。主腹脹瀉痢

四曰呬。呬主肺。肺知呬氣手雙擎。主治寒熱症

五曰吹。吹主腎。腎吹抱取膝頭平。治腰腹膝痛

六曰嘻。嘻主三焦。三焦不和嘻以理之。

按摩導引訣

仰和天真　天真是眉後小穴。常以兩手按穴中二九，能
朝目。

俯按山源　山源是鼻中隔孔之際。先反舌內向，嗽津一
三遍，以左手第二第三指捏鼻兩孔人中之
本，叩齒七遍。又以手按鼻，能遏萬邪。

拭摩神庭　面者神之庭，常以兩手摩拭之使熱，令面光
澤去皺，久行之若童顏。

營治城郭　耳欲得數按抑左右，令無數，使人聽聰。

[illegible]山[illegible]　[illegible]

下摩生門　生門者臍也。閉內氣鼓小腹令滿。以手摩一

周天。三百六十五度也

小潮代藥　注心下臍是也。

八段錦坐功

第一叩齒集神　第二搖天柱

第三舌攪漱咽　第四摩腎堂

第五單關轆轤　第六左右轆轤

第七左右按頂　第八鉤攀

叩齒集神圖勢

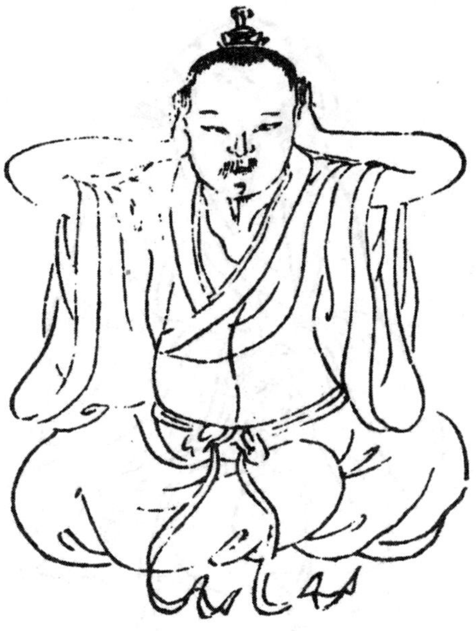

搖天柱圖勢

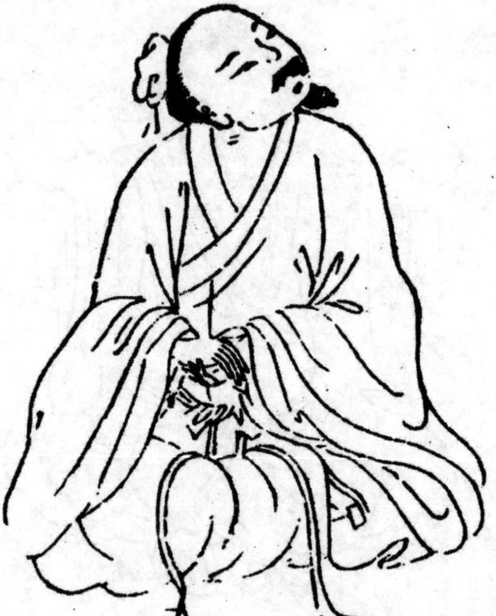

舌攪漱津圖勢

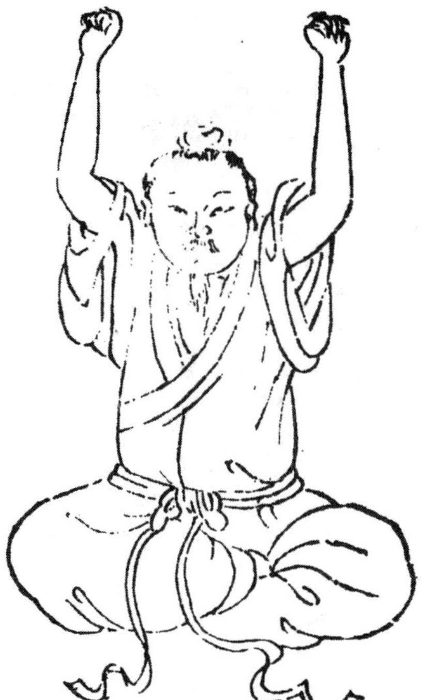

摩腎堂圖勢

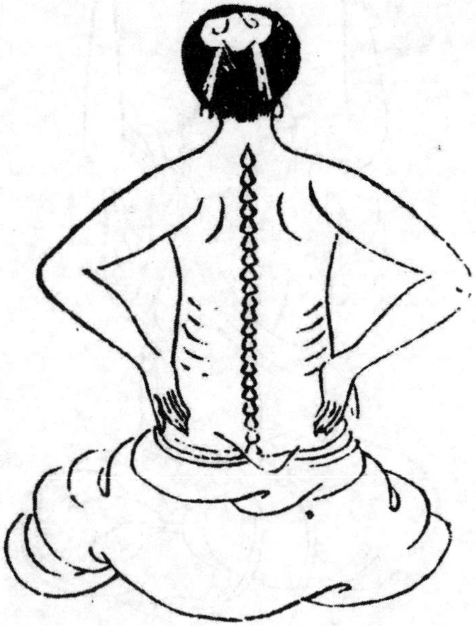

單關轆轤圖勢

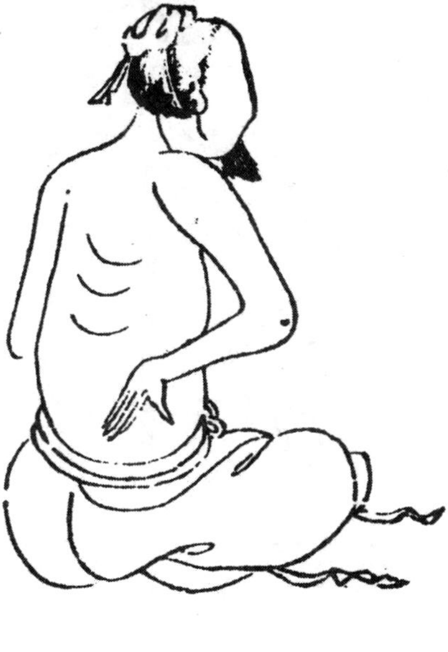

雙關轆轤圖勢

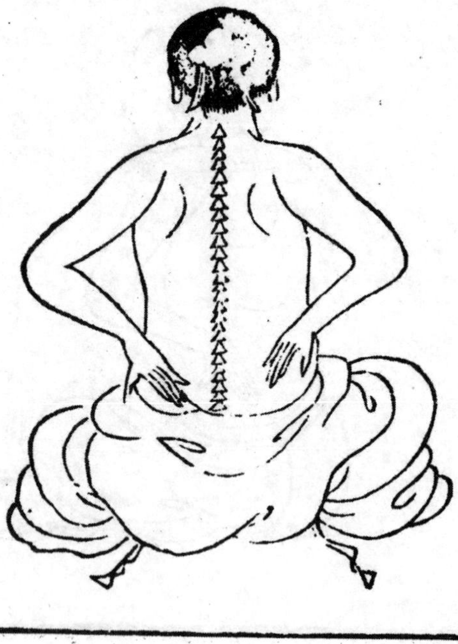

左右按頂圖勢

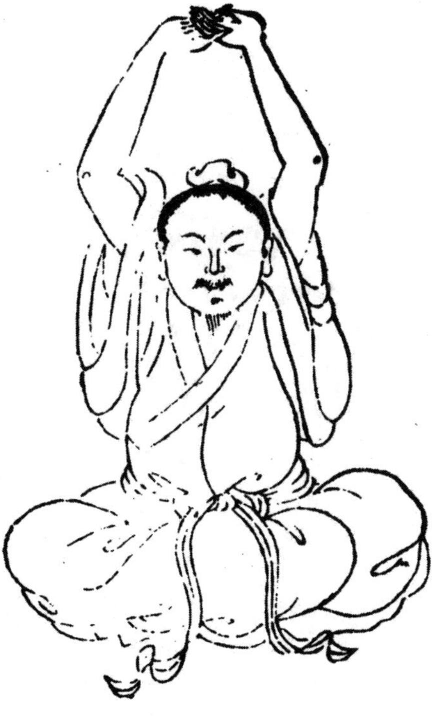

鉤攀圖勢

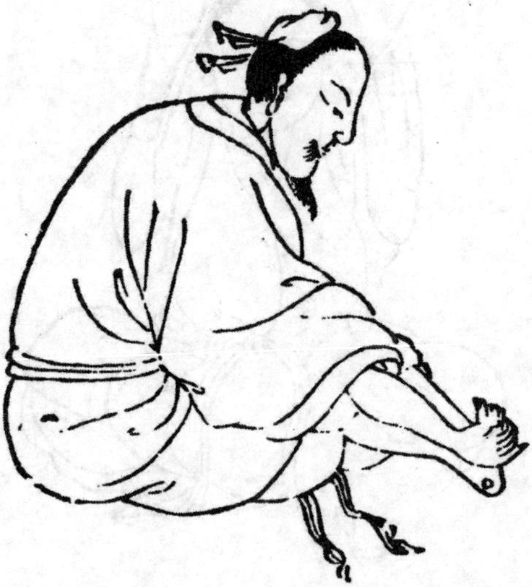

立春正月節　運主厥陰初氣　時配手少陽

每日子丑時疊手按髀轉

身拗頸左右聳引各三五

度叩齒吐納漱嚥三次

治病

風氣積滯項耳肩背肘痛

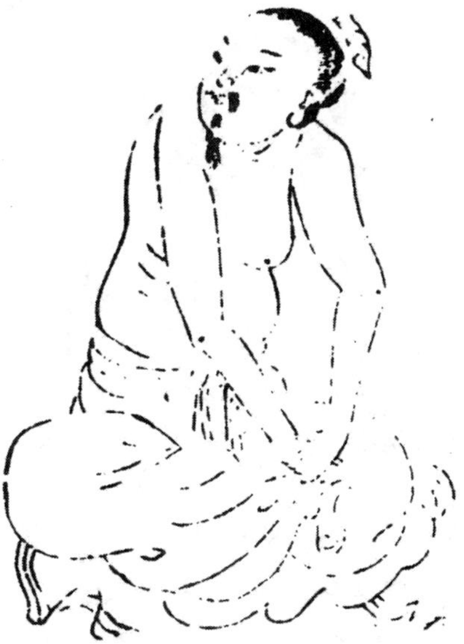

雨水正月中　運主厥陰初氣、時配三焦手少陽相火

每日子丑時疊手按髀拗頸、轉身左右偏引各三五度、叩齒吐納漱嚥。

治病

除三焦經絡留滯邪毒、嗌乾喉痺耳聾目痛。

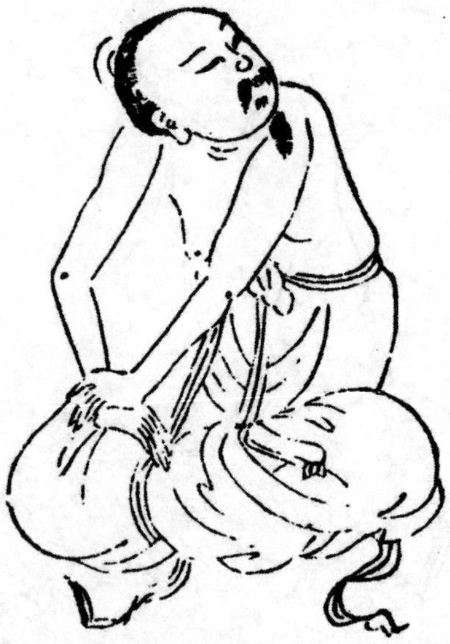

驚蟄二月節　運主厥陰初氣　時配手陽明大腸燥金

每日丑寅時握固轉頸反肘後向頓掣五六度叩齒六六吐納漱嚥三

治病

除腰膂肺胃蘊積邪毒口乾鼽衄喉痺面腫暴啞頭風牙宣目暗鼻塞

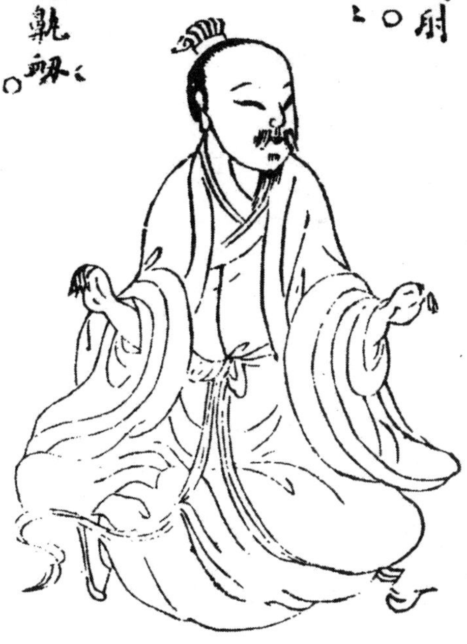

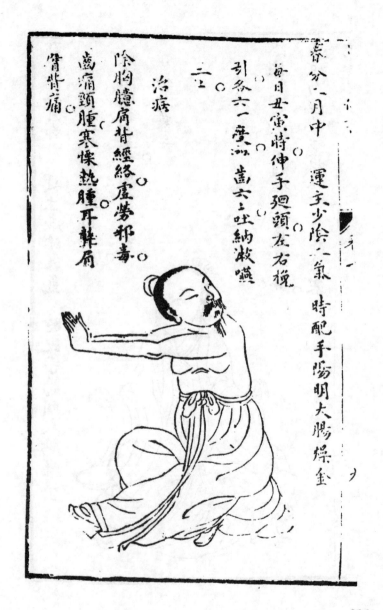

春分二月中　運主少陰二氣　時配手陽明大腸燥金

每日丑寅時，伸手廻頭，左右挽引各六七度，叩齒六六，吐納漱嚥三三。

治病

除胸臆肩背經絡虛勞邪毒，齒痛頸腫，寒慄熱腫，耳聾肩臂背痛。

清明三月節　運主少陰二氣

每日丑寅時正坐定換手左右

如引硬弓各七八度叩齒納清

吐濁嚥液各三

治病

除腰腎腸胃虛邪積滯

嗌痛頸疼不可回顧及肩

臂換肘諸痛

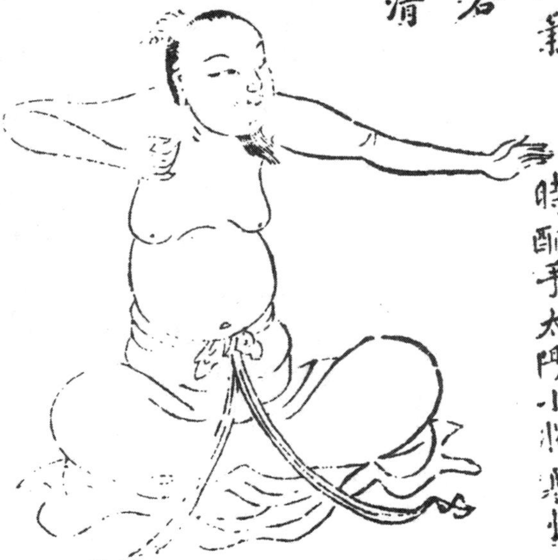

時配手太陽小腸寒水

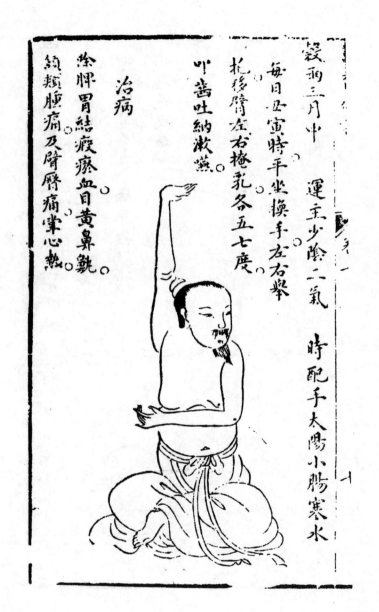

穀雨三月中　運主少陰二氣　時配手太陽小腸寒水

每日丑寅時平坐換手左右舉

托移臂左右掩乳各五七度

叩齒吐納漱嚥

治病

除脾胃結瘕瘀血目黃鼻鼽

頷頰腫痛及臂膊痛掌心熱

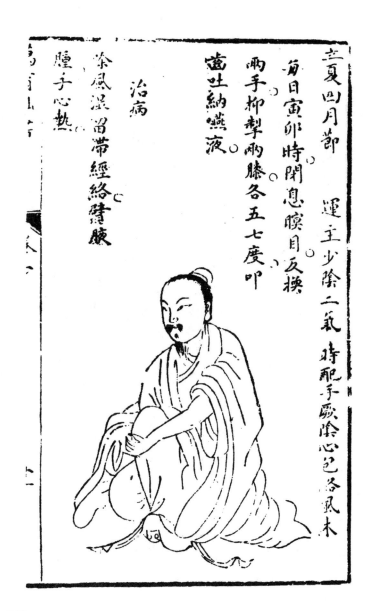

立夏四月節　運主少陰二氣　時配手厥陰心包絡風木

每日寅卯時閉息瞑目反換

兩手抑掣兩膝各五七度叩

齒吐納嚥液

治病

除風濕留滯經絡臂腋

腫手心熱

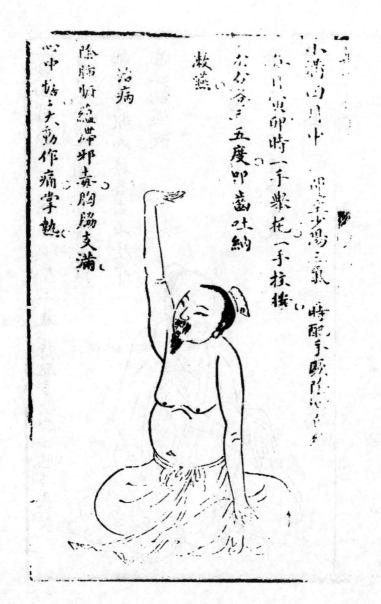

小滿四月中　運主少陽三氣　時配手厥陰心包絡

每日寅卯時一手舉托一手拄按

左右各三五度叩齒吐納

漱嚥

治病

除肺腑蘊滯邪毒胸脇支滿

心中憺憺大動作痛掌熱

芒種五月節　運主少陽三氣　時配手少陰心君火

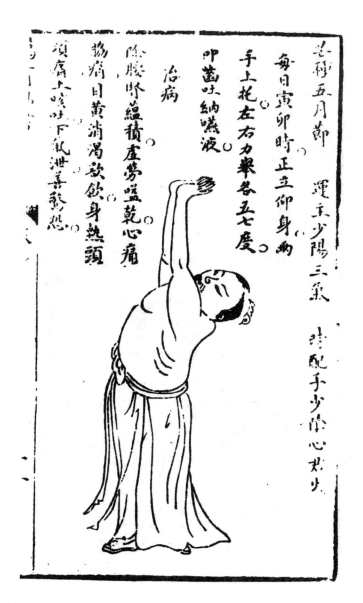

每日寅卯時。正立仰身兩手上托。左右力舉各五七度。叩齒吐納嚥液。

治病

陰腰腎蘊積。虛勞嗌乾。心痛脇痛目黃消渴欲飲。身熱頭項痛上咳吐。下氣泄。善驚恐。

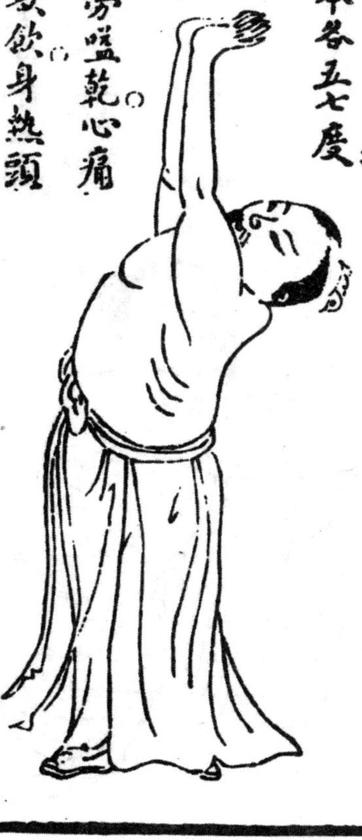

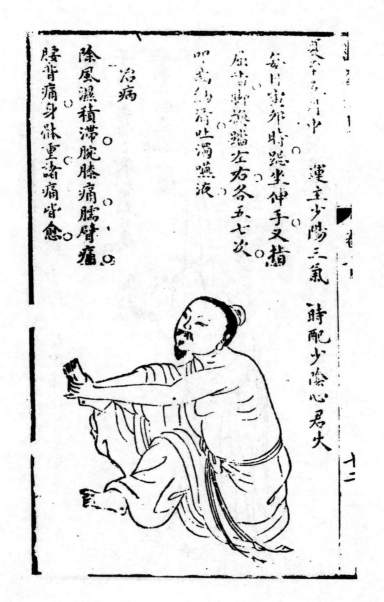

夏至五月中　運主少陽三氣　時配少陰心君火

每日寅卯時跽坐伸手叉指

屈指脚換踏左右各五七次

叩齒納清吐濁嚥液

治病

除風濕積滯腕膝痛臑臂痛

腰背痛身體重諸痛皆愈

小暑六月節　運主少陽三氣

時配手太陰肺濕土

每日丑寅時。兩手踞地屈。壓一足。直伸一足。用力掣三五度。叩齒吐納。嚥液。

治病

除腿膝腰髀。風濕肺脹喘咳。小腹臍右脹痛。半身不遂。哮喘脫肛手攣躰重。

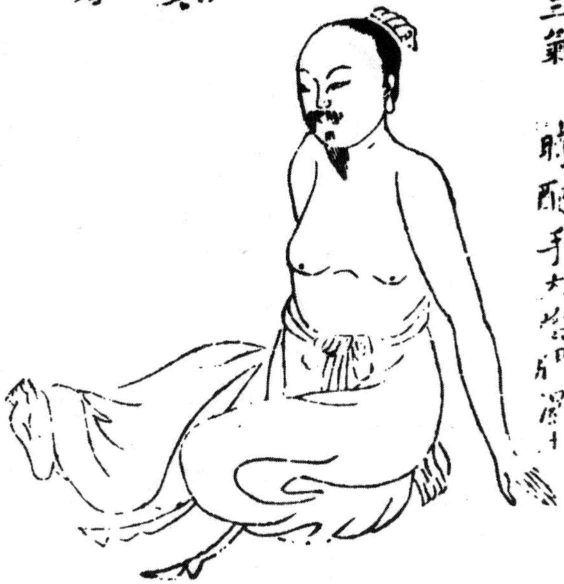

大暑六月中　運主太陰四氣　時配手太陰脾濕土

每日丑寅時雙拳踞地返首

向肩引作虎視左右各三五度

叩齒吐納嚥液

治病

除頭項胸背風毒咳嗽氣喘

胸滿臂痛皮麻小便數洒寒熱

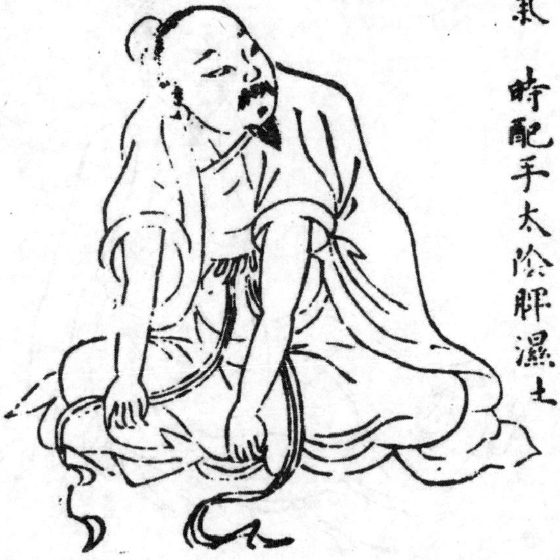

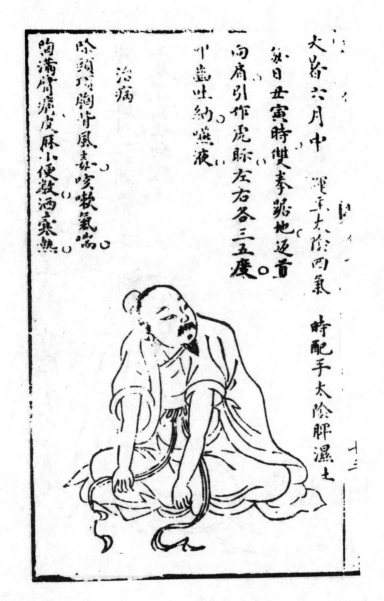

立秋七月節　運主太陰四氣　時配足少陽胆相火

每日丑寅時正坐兩手托地縮體閉息聳身上踴七八度叩齒吐納咽液

治病

補虛益損去腰腎積氣口苦心脇痛不能動頭領目腋腫痛汗出振寒

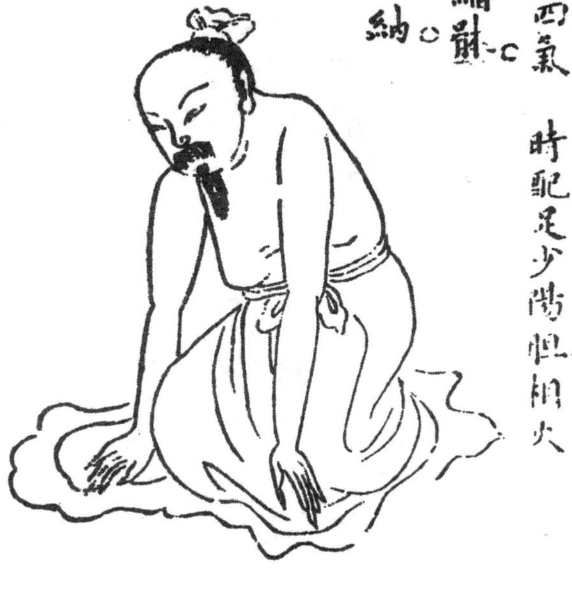

處暑七月中　運主太陰四氣　時配足少陽膽相火

每日丑寅時，正坐，轉頭左右舉引，就反兩手捶背，各五七度，叩齒，吐納，嚥液。

治病

風濕留滯，肩背胸脇髀膝，及諸骨節痛，咳嗽氣喘悉除。

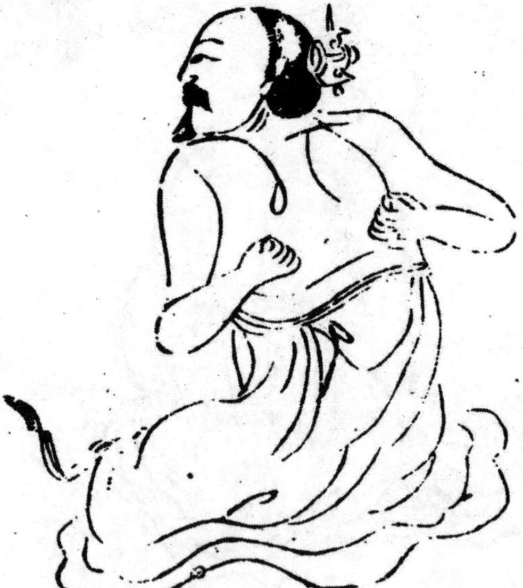

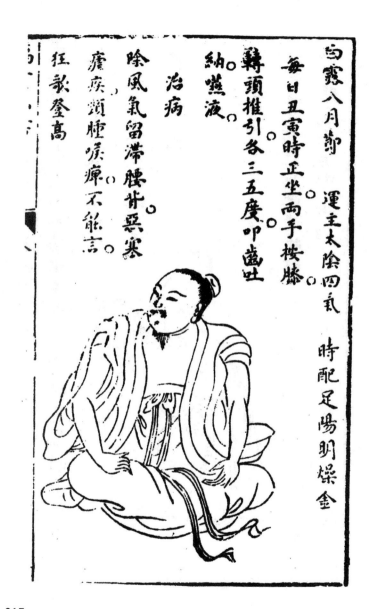

白露八月節　運主太陰四氣　時配足陽明燥金

每日丑寅時。正坐。兩手按膝。轉頭推引各三五度。叩齒吐納。嚥液。

治病

除風氣留滯腰背。惡寒瘧疾。頸腫喉痺。不能言。狂歌登高

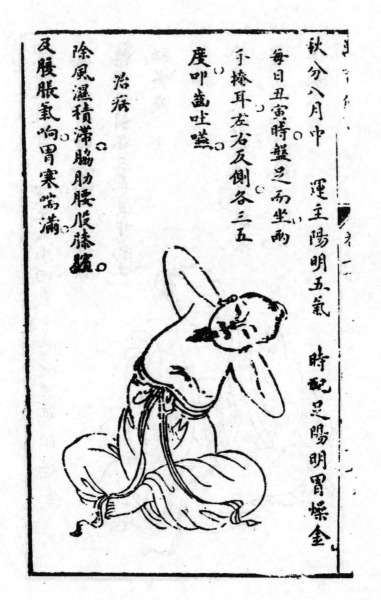

秋分八月中　運主陽明五氣　時配足陽明胃燥金

每日丑寅時盤足而坐兩

手掩耳左右反側各三五

度叩齒吐嘸

治病

除風濕積滯脇肋腰股膝脛

及腹脹氣响胃寒喘滿

寒露九月節　運主陽明五氣　時配足太陽膀胱寒水

每日丑寅時正坐。
舉兩臂踴身
上托、左右各五七次。
叩齒吐納嚥液、

治病

除風寒濕邪挾
脇頭項腰脊痛、及
痔瘧顛狂目黃鼻衄。霍亂。

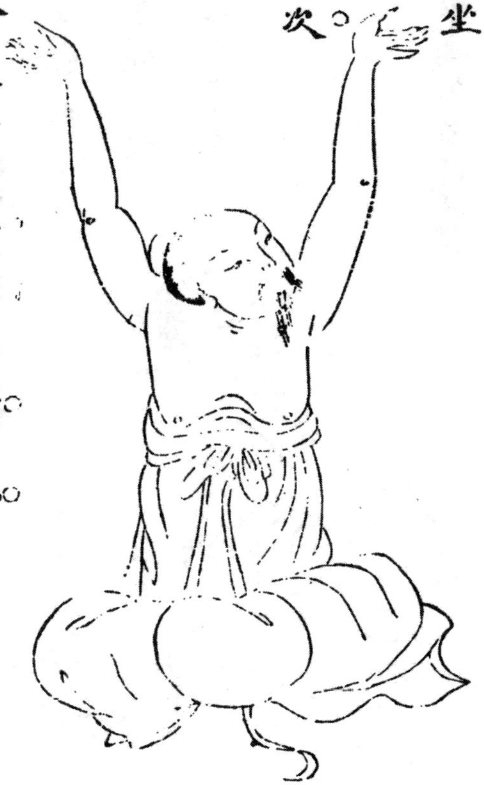

霜降九月中　運主陽明五氣　時配足太陽膀胱寒水

每日丑寅時平坐舒兩手

攀兩足隨用足間力縱

而復收五七度吐納嚥液

治病

冷風溼入腰腳不能曲伸及便膿血

小便難筋寒腳氣脫肛痔漏

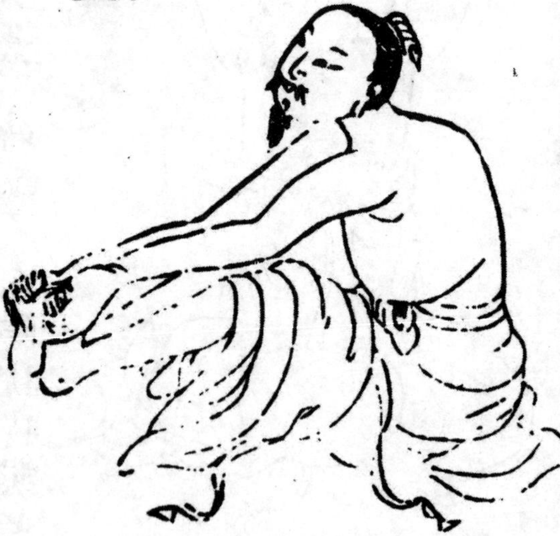

立冬十月節　運主陽明五氣　時配足厥陰肝風木

每日丑寅時正坐一手按膝一手挽肘左右換兩手左右托三五度吐納叩齒嚥液

治病

除胸脇積滯虛勞邪毒胸滿嘔逆泄飡耳聾目腫腹脇四肢滿悶

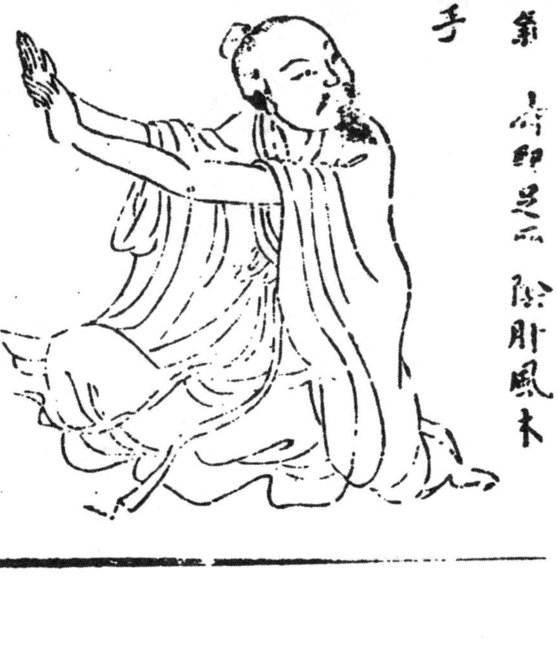

小雪十月中　運主太陽終氣　時配足厥陰肝風木

每月丑寅時。正坐。一手按膝。一手挽肘。左右爭力三五度。吐納。叩齒。嚥液。

治病

除風濕熱毒。癃閉諸疝。陰縮筋攣。五淋同泄。及婦腹腫。

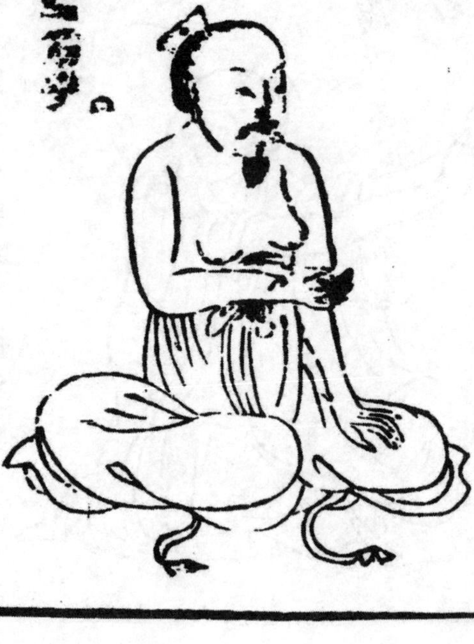

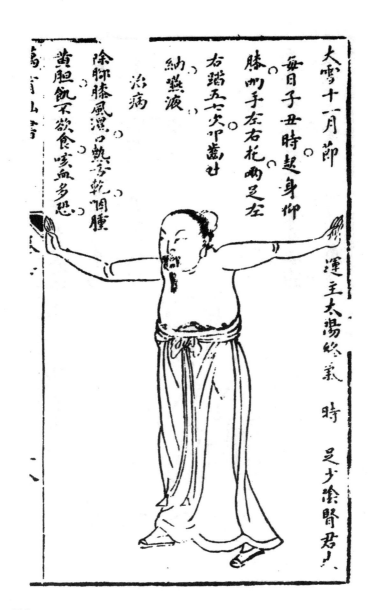

大雪十一月節

每日子丑時起身仰膝兩手左右托兩足左右踏五七次叩齒吐納嚥液

治病

除脚膝風濕口熱舌乾胸腰黃胆飢不欲食咳血多恐

運主太陽終氣 時 足少陰腎君火

冬至十一月中　運主太陽終氣　時配足少陰腎君火

每月子丑時平坐。伸兩足。拳兩手按兩膝。左右極力三五度。叩齒。吐納。嚥液。

治病

除手足經絡寒濕。足之痿。脊股胸腹脇下痛。嗜臥。便難。咳嗽。腰冷。

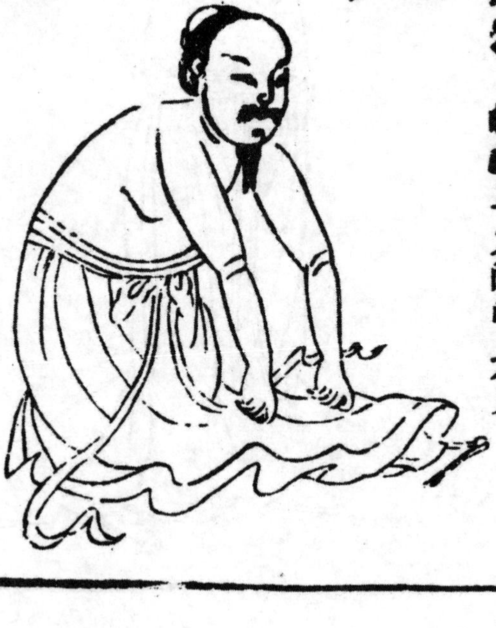

小寒十二月節　運主太陽終氣　時配足太陰脾濕土

每日子丑時正坐。一手按足。一手上托挽首互換極力三五度吐納叩齒漱咽。

治病

除榮衛氣蘊。食即嘔。胃脘痛腹脹。瘧飲發中滿食減善噫溏泄注下。

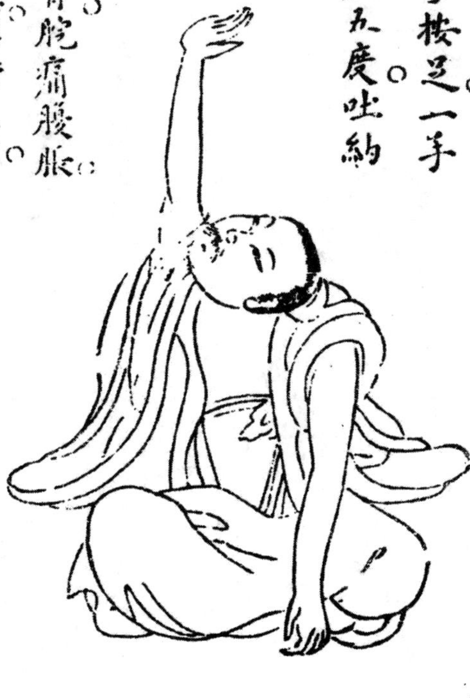

大寒十二月中　運主厥陰初氣　時配足太陰脾濕土

每日子丑時。兩手向後。踞床跪坐。一足直伸。一足用力。左右各三五度。叩齒漱吐納。

治病

除經絡蘊積諸氣。舌強作體。動搖或不能臥。腹脹腸鳴。飧泄足不收行。九竅不通。

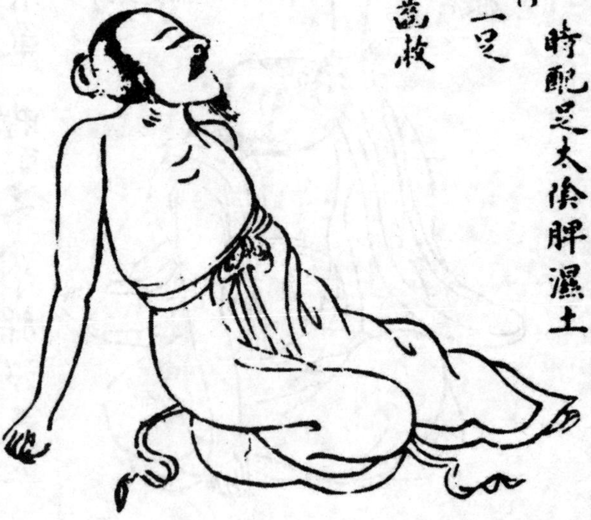

八卦週天圖

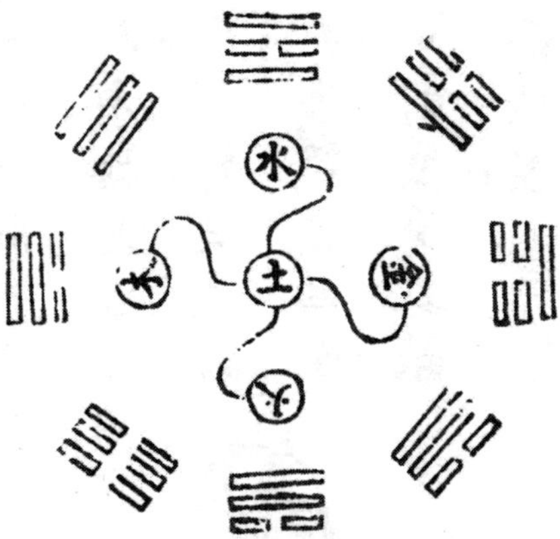

萬卷仙經語總同。金丹只此是根宗。依他坤位生成體。重自乾家交感功。莫怪天機俱漏泄。都緣學者自愚蒙。若能了得詩中意。立見三清太上翁。

李老君撫琴圖

治久病黃腫。默坐。以兩手按膝。盡力搓摩。存想。候氣行遍身。後運氣四十九口。則氣通血融。而病除矣。

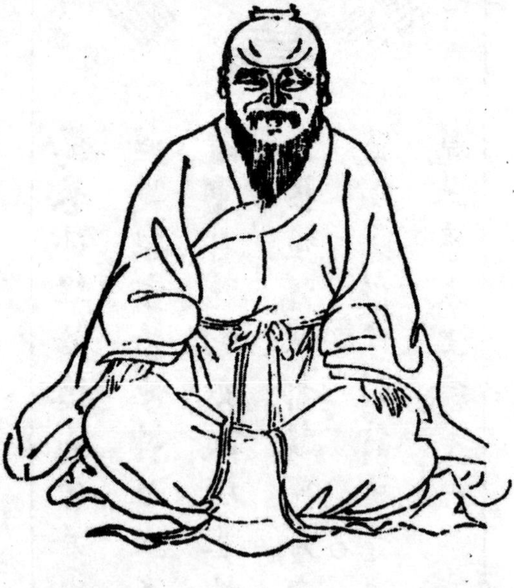

〇〇棗礬丸

綠礬煅過 陳皮 蒼朮各二兩 砂仁三錢 乾姜二錢 枳殼三錢

檳榔三錢 人參三錢

右為末煮棗肉和搗為丸早晚各一服每服四十九丸

米湯下忌雞魚生冷油膩

詩

太極未分渾是陰。一陽動處見天真。陰舒陽慘相符合。

道參工工造化深。

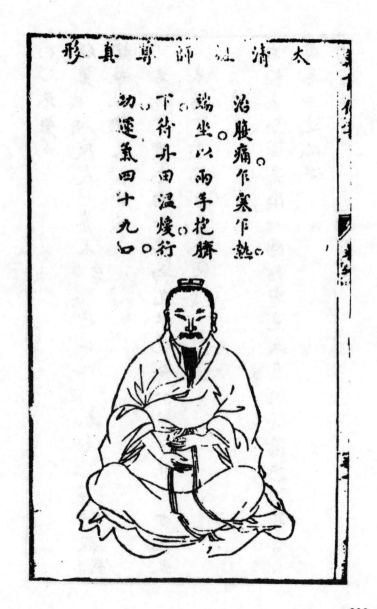

太清祖師尊真形

治腹痛。作寒作熱。端坐。以兩手抱臍下。待丹田溫煖。行功。運氣四十九口。

〇〇導氣湯

蒼朮　香附　川芎　白芷　茯苓　神麯　陳皮

紫蘇　乾姜　甘草

各等分水煎服

詩曰

身中若遇發生時。取次中陽去補離。北斗南辰顛倒轉。

時一到立根基。

徐神翁存氣開關法

治肚腹虛飽。端坐定。用兩手攤兩肩。以目左視。運氣十二口。再轉目右視。呼吸仝前。

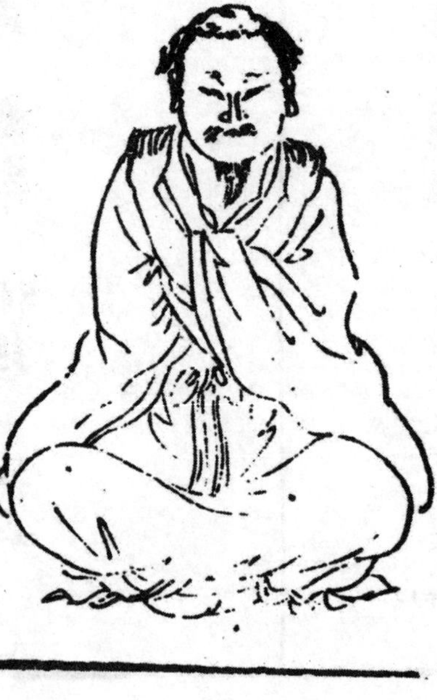

○○保和丸

山查肉二兩　神麯炒　半夏薑汁製　茯苓各一兩　蘿蔔子炒

陳皮　連翹各五錢

右為末以神麯打糊為丸每服三五十丸白湯送下

詩曰

玉爐夜夜熏鉛火，金鼎時時治汞乾。息火不差七伯伯。○晃

九霄霧覺生寒。

鐵拐仙指路訣

當道癖立定○用左手指右○以目左視○運氣二十四口○左腳前○指左右視○運氣二十四口○右腳前○

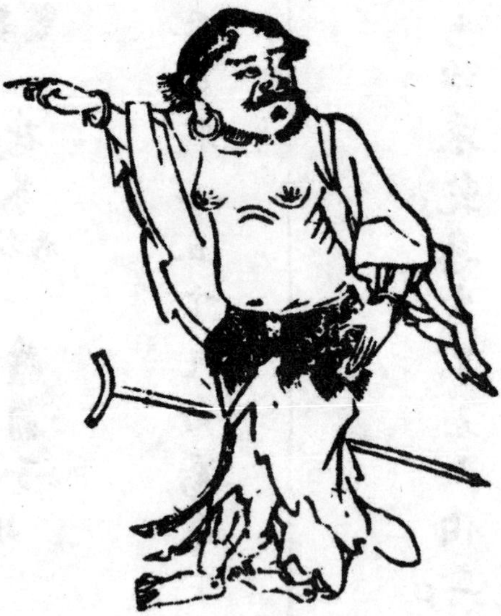

○順氣散

麻黃　陳皮　烏藥　白殭蚕　川芎　白芷各一錢

甘草　桔梗　乾姜各五分　枳殼三錢

右加姜三片水煎服

詩曰

一日清閑一日僊○六神和合自安然○丹田有寶休尋道○對鏡無心莫問禪

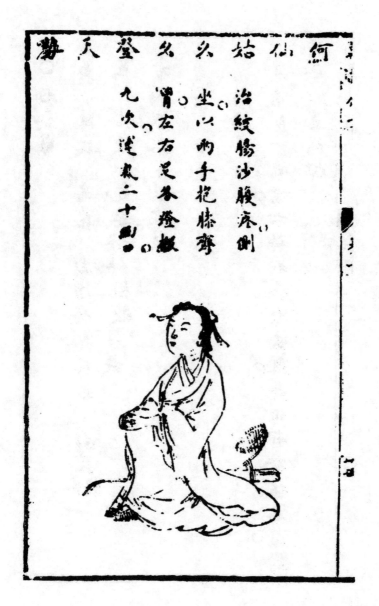

何仙姑久久登天勢

治絞腸沙腹疼○側坐○以兩手抱膝齊胃○左右足各蹬搬○九次○運氣二十四口○

〇〇鹽湯探吐法

用鹽湯多灌。探吐之自已。

詩曰

人生何物是金丹。能聽真陽向內觀。天上風吹清浪沸。地中雷起叢龍蟠。

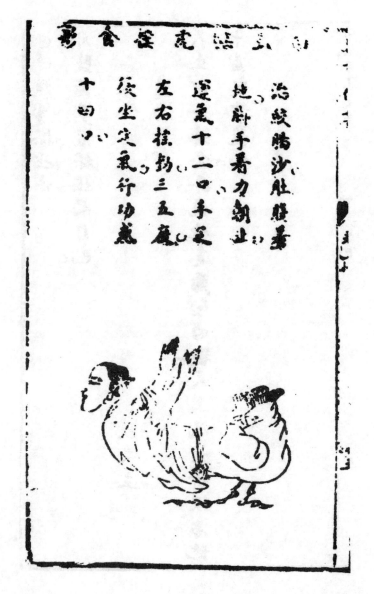

[illegible]女語虎簽食彰

治絞腸沙，肚腹暴
地。蹲手着力朝上，
運氣十二口，手足
左右搖動，三五度。
後坐定氣，行功然
十四口。

○○千金不換秘方

土硃五錢　白礬五錢

二味共研細和冷水一碗攪渾略澄取飲之立止

詩曰

擎天玉柱半昇騰龍虎擒來金鼎烹武煉寸回文火煉丹

成九轉赴蓬瀛

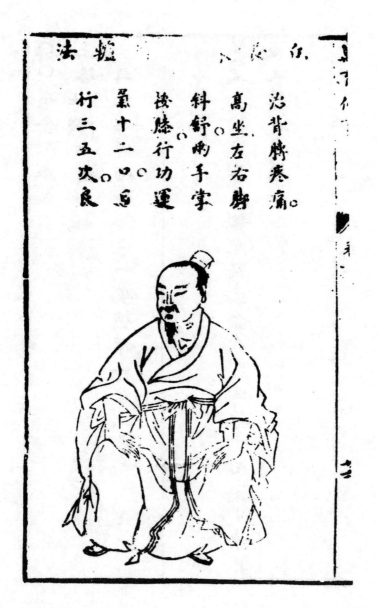

[illegible]法

治背膊疼痛。
高坐左右腳，
斜舒兩手掌，
按膝行功運
氣十二口息，
行三五次良。

〇〇通氣湯

藁本　防風各一錢　羌活　獨活各二錢　川芎一錢　甘草五分

蔓荊子六分

右水煎服

詩曰

鵲橋有路透機玄　立鼎安爐自不難　四相合和憑藉土　三華聚頂返真丹

馬丹陽週天火候訣

治元氣衰敗○坐定○用雙手先須搓熱搓目○後用手按定兩臍下○行氣攻其氣上升○運氣十二口○

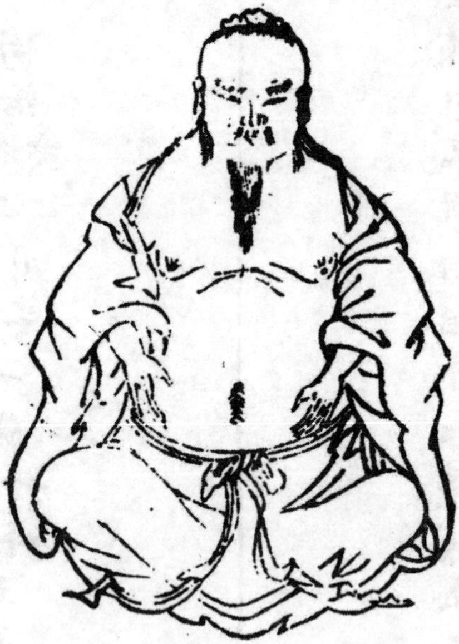

○〇人參黄芪湯
人參三錢　黄芪三錢　白术一錢　陳皮一錢　甘草一錢
當歸二錢　茯苓一錢
　加姜棗水煎服

　　詩曰
于初運入崑崙。去千渰過流滄海開。更待玉龍来𤈦(?)化。倒
門逆出换仙顔。

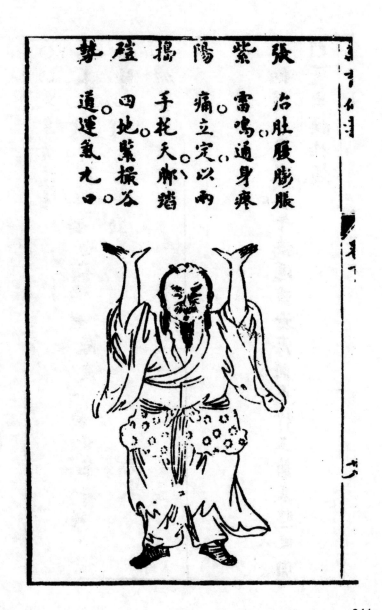

張紫陽搗碓勢

治肚腹膨脹雷鳴、通身疼痛。立定、以兩手托天、脚踏四地。緊撮谷道。運氣九口。

○〇寬中湯

紫蘇梗葉　砂研　枳殼炒　青皮　陳皮　檳榔

木香　半夏姜汁製　蘿蔔子　厚朴　蒼朮

澤瀉　木通各等分　姜三片水煎服

詩曰

二鼠侵藤不自由。四地圍井繞藤遊。一朝咬斷藤根子。正價千休及萬休。〇

黄花姑王祥卧水形

治色勞虚法。侧卧，左手枕頭，右手握拳向腹往来擦抹。右脚在下微拳，左腿壓上，當揿故氣二十二口，後運氣十二口。

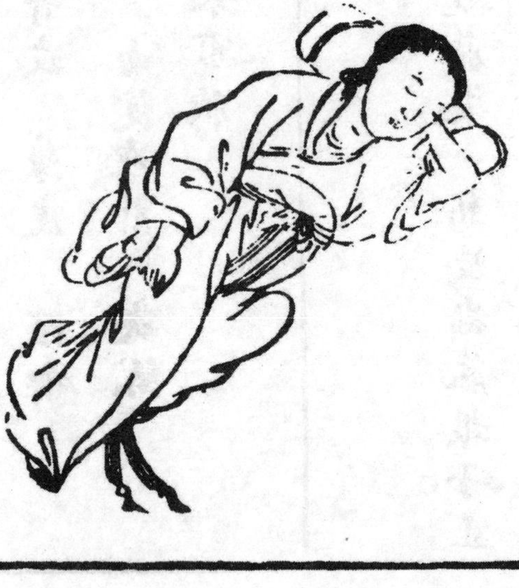

○○建中大補湯

人参多 白术多 茯苓多 甘草少 當歸中 白芍多 川芎中

熟地多 黄芪多 肉桂少 杜仲中 肉蓯蓉中 破故紙中

右加姜棗水煎不拘時服

詩曰

蛻入視襠莫覓儔。如來已是大金仙。波斯半夜思歸出。走上瀟湘歸渡船

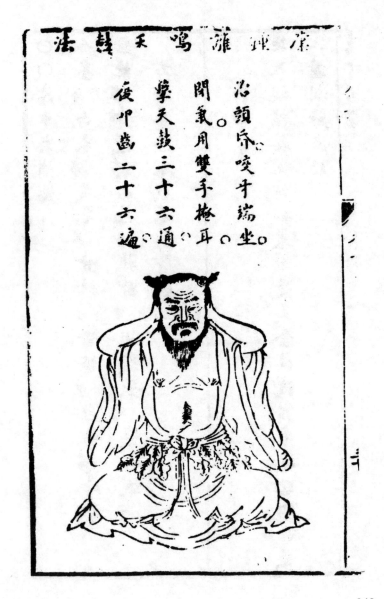

漢鍾離鳴天鼓法

治頭昏。咬牙端坐。
閉氣。用雙手掩耳。
擊天鼓三十六通。
後叩齒二十六遍。

○○加味白虎湯

石膏煅三分 知母二錢 甘艸一錢 半夏姜製一錢 參本八分

竹葉五箇 粳米一撮

加生薑三片水煎服

詩曰

心如明鏡連天淨。性似寒潭止水同。十二時中常覺照。休教昧了主人翁。

趙上竈搬運息精法

治夜夢遺精。側坐。用雙手搬兩脚心。先搬左脚心。搓熱行功。運氣九口。次搬右脚心。行功同左。

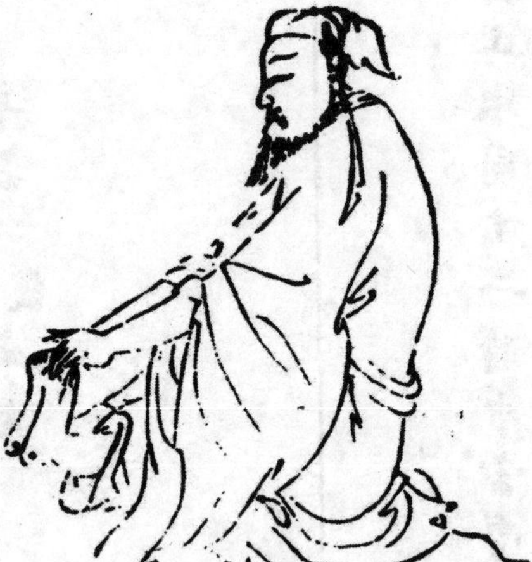

○○玉關丸

人參二錢 棗仁 牡蠣煅五倍子 枯礬 龍骨各五錢

茯神一兩 遠志去心一兩五錢

右末棗肉為丸每服五六十丸空心蓮子湯下

詩曰

得道時來未有年○玉關上面打鞦韆○金烏好向山頭宿○玉兔常居海底眠

虛靜天師睡功

治夢中洩精。仰臥。右手枕頭、左手握固、陰處。行功。左腿直舒。右腿拳曲。存想運氣二十四口。

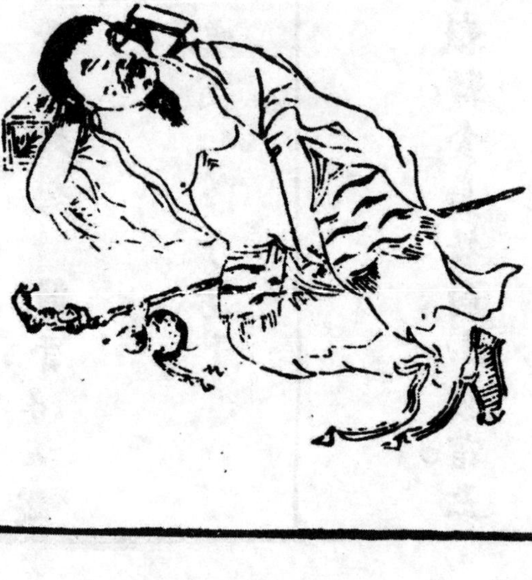

〇〇养心湯

人参　山藥　麥冬　茯神　酸枣仁　歸身　白芍

遠志　蓮鬚

各等分加姜枣蓮肉水煎服

詩曰

莫道修身都不知。事上有路透玄機。登程雖困難說話。主

人辭客好孤悽。

李栖蟾散精法

治精滑夢遺，端坐，扳起兩腳，搓摩兩腳心令熱，施功運氣，左右各三十口，故精散不走。

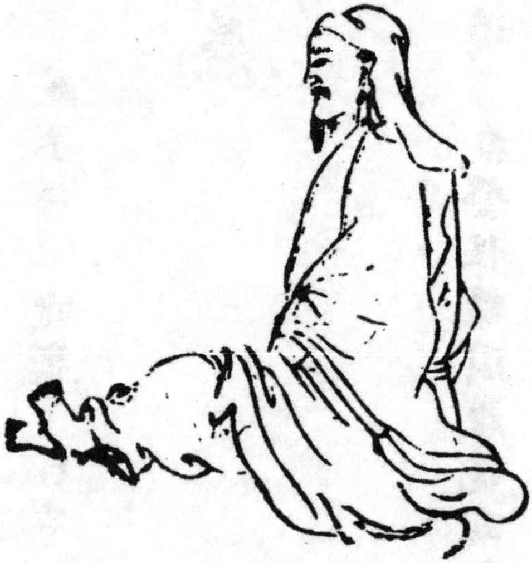

〇〇固精丸

知母炒 黄柏各一两 牡蠣煆 龍骨煆 芡實 蓮蕊 茯苓

遠志 山茱萸各二两

右為細末煉蜜為丸硃砂為衣每服五十丸空心淡鹽

湯下

詩曰

後姤柚添宜謹慎。色索沐浴婁毆毒。若能識滑生身慶。十

月胎完出世仙。

張真奴神注圖

治心虚疼痛。端坐。兩手按膝，用意在中。右視左提。運氣十二口。左視右提。運氣十二口。

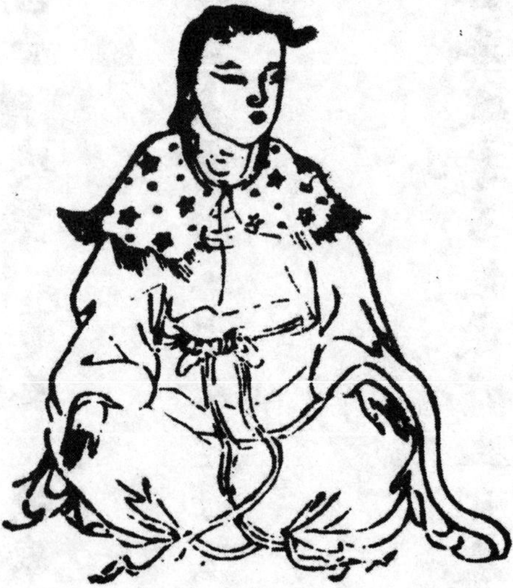

〇〇却痛帶

五靈脂二兩 蒲黃炒〃兩 當歸一兩 肉桂 錢 木香七錢

石菖蒲八錢

、右爲細末每服以鐵水煎入陳醋少許

詩曰

一氣薰蒸從北起，三車搬運向東邊。吾非漏泄天機事。切

恐愚人愛亂傳

魏伯陽破風法

治年久癱瘓。端坐。
右手作拳，拄右脅。
左手按膝，舒拳舞。
想運氣於病處。左
右各六口。

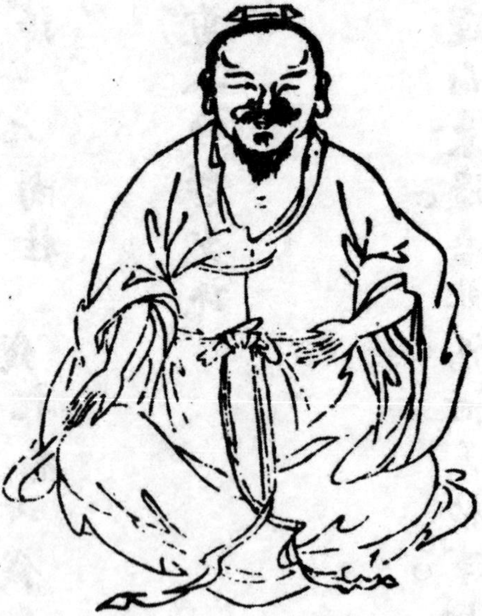

〇〔〕金生虎骨散

當歸一兩 赤芍一兩 川續斷一兩 白朮一兩 藁本一兩

虎骨一兩 烏梢蛇肉半兩

右為末每服二錢溫酒送下

詩曰

七賢林下竹根邊〇水在長溪月在天〇意馬心猿拴住些〇阿

祖依舊世尊前〇

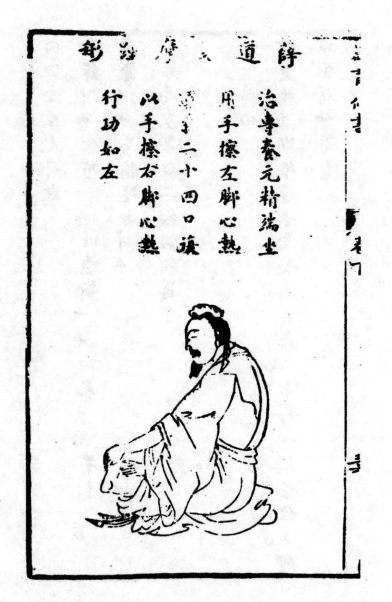

薛道光摩踵形

治夢遺元精端坐
用手擦左脚心熱
運氣二十四口旋
以手擦右脚心熱
行功如左

〔一〕龜鹿二仙膏

鹿角十斤　龜板五斤　枸杞子三十兩　人參十五兩

用鍋如法熬膏以酒化服二錢至三四錢空心下

詩曰

誰信男兒都有胎。分明脇下産嬰孩，四肢五臓筋骸就。白日飛昇到碧台。

葛仙翁開胸訣

治胸膛痞悶。八字立定。将兩手相叉向胸前往來擦摩無論遍數運氣二十四口。又法以左手用力向左而右手亦用力隨之。頭則力向右目力右視。運氣九口。換手同。

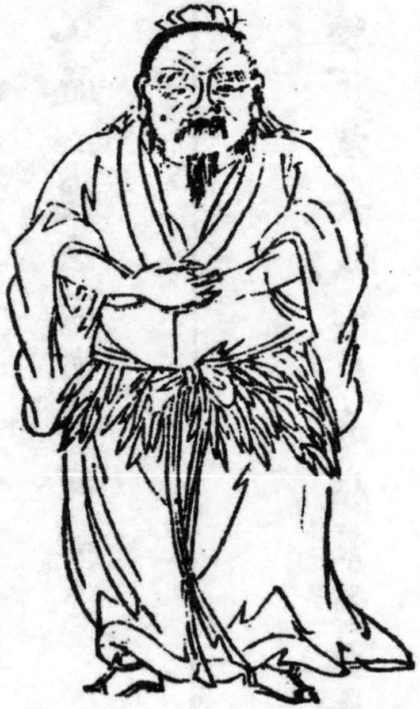

〇〇實中散

枳殼炒 桔梗 茯苓 半夏 陳皮 厚朴 香附

砂仁

各等分加姜片水煎服

詩曰

吾身不與世人同。雷雨華池扼太功。一粒丹成消萬劫。雙白鶴降天宮

王玉陽散痛法

治時氣遍身作痛。正身踏定。將左腳向前。右腳向後。兩手握拳柱肚。運氣二十四口。左右行功全。

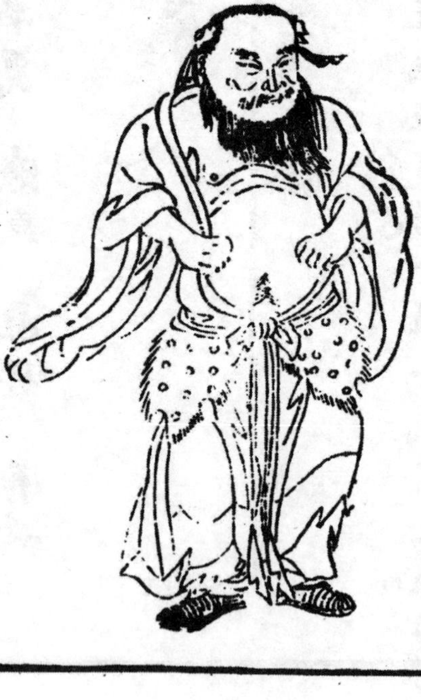

○○人參順氣散

川芎中 桔梗中 白芷中 陳皮多 枳殼多 甘草多 麻黃中

烏藥多 人參中 羌活多

水煎服

詩曰

海外三山一洞天○金樓玉室有神仙○人居塵境無人識○

春開花知幾年○

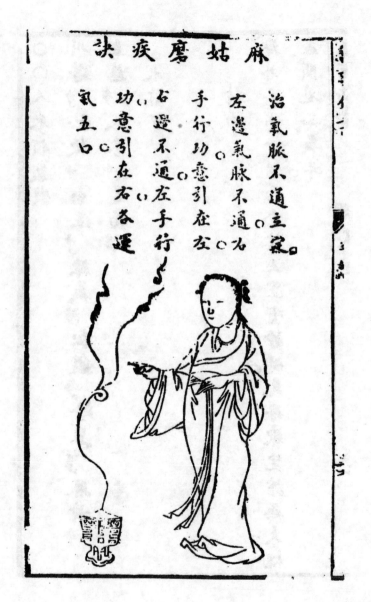

麻姑磨疾訣

治氣脈不通立寂。左邊氣脈不通，右手行功，意引在左；右邊不通，左手行功，意引在右，各運氣五口。

○木香流氣飲

半夏　青皮　甘州　莪朮　檳榔　香附　草果

白芷　木瓜　人參　赤茯苓　木通　藿香

丁香　陳皮　紫蘇　肉桂　厚朴　木香　麥冬

白朮　菖蒲　大腹

右加姜三片棗一枚煎服　詩曰

流飲分別留傳。悟者何人有後先。性地圓融成一片。心

珠明朗照于田。

[illegible]采老抽添火候圖

治三焦血熱上攻。眼目昏暗正坐。用手摩熱臍輪。後按兩膝閉口靜坐。候氣定為度。運氣九口。

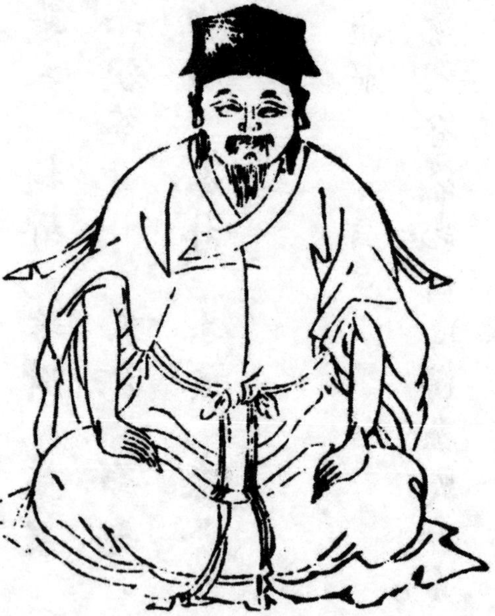

◯◯菊花散

羌活　木贼　黄連　川芎　荆芥　防風　當歸

白芍　甘草　甘菊花　蔓荆子　黄芩各等分

水煎食後服

詩曰

一步為足未悠游。兮令甘痛甚堪憂。塵三頂兮真消息。崑崙冰雪不能流。

陳自得大睡功

治四時傷寒。側卧拳起兩腿。用兩手搽摩極熱。抱陰及囊。運氣二十四口。

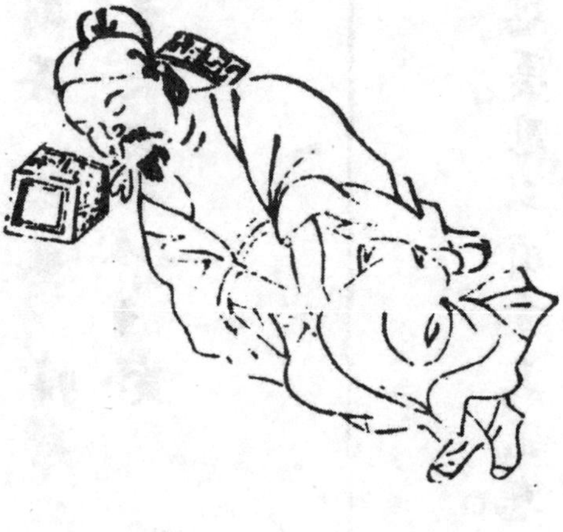

○○羌活如歃散

羌活多獨活多白芷十陳皮中紫蘇中山查中艸果中

防風多乾葛中半夏中甘艸多蒼术中柴胡中黃芩中

川芎十

姜三片葱三根水煎熱服取汗

詩曰

誰識栽花劉道子。騎龍降虎打金毬。被吾搬在天宮裡。贏

得三千八百籌

石杏林煖丹田訣

治小腸氣冷疼。端坐。以兩手相摟摩。令熱極。後向丹田行功。運氣四十九口。

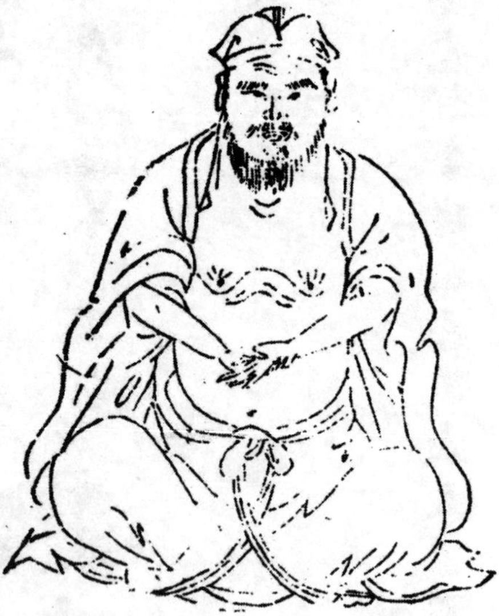

〇〇加味五苓散

豬苓　澤瀉　白朮　茯苓　官桂　茴香　檳榔

木通　金鈴子　橘核仁各等分

加水煎服

詩曰

河東灘運過三關〇滾滾漕溪不敢閑〇補漏送丸宮內去〇道達歸上玉京山〇

韓湘子活人心形

治腰曲頭搖。立定。低頭彎腰。如样拜下。行功。其手須與脚尖齊。運氣二十四口。

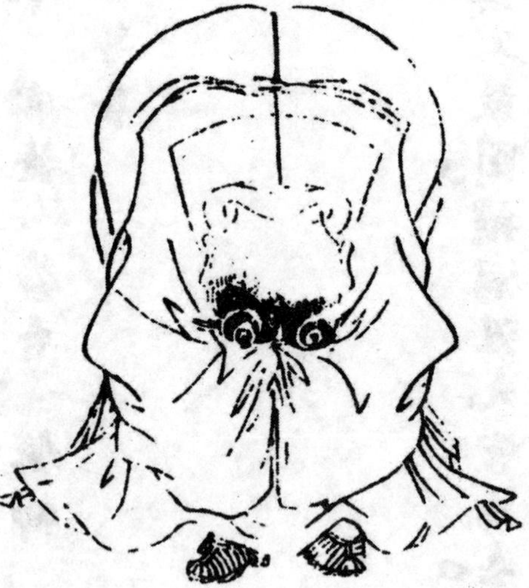

（　）舒經湯

羌活　防巳　白朮　當歸　白芍　片子姜黄各一兩

甘草炙六錢半　海桐皮一兩

每服三錢姜十片煎服

詩曰

日月分明說與賢。心猿意馬想丹田。真空覺性常不昧。九精功成作大仙。

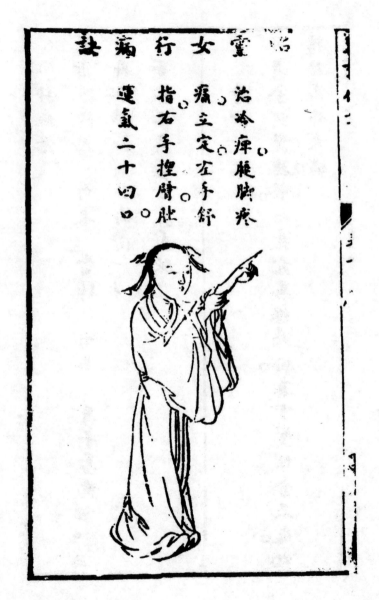

治靈女行痛訣

治冷痺腿脚疼。痛立定左手舒。指右手捏臂肚。運氣二十四口。

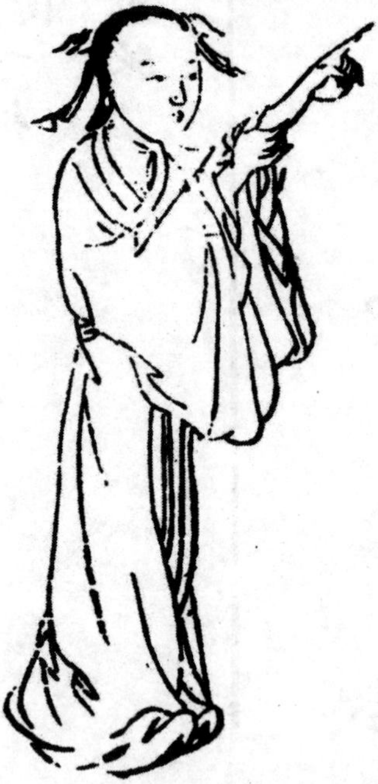

〇〇防風天麻散

天麻　防風　甘艸　川芎　羌活　當歸　白芷各三錢

滑石二兩　艸烏頭　白附子　荊芥穗各五錢

右共為末熱酒化蜜少許調藥半錢加至一錢服覺藥力運行微麻為度

詩曰

性命二字各自別。兩般不是一枝叢。性中別了陰山鬼。修和陽神超生滅。

呂純陽任脈訣

治百病。端坐。將兩手按日月兩旁穴九次。運氣九口。又法。兩手按膝。左右扭身。每運氣十四口。

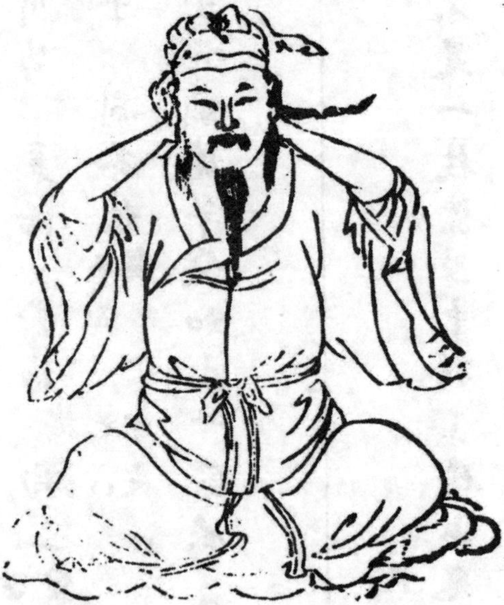

○○治百病易簡方

用威靈仙一味。於冬月丙丁戊巳日採。陰乾搗篩爲末。溫酒調下二錢。忌茶茗。宜於不聞水聲處採之者良。餌者空心服。夏無瘟疫。秋無瘧痢。百病俱宜。

詩曰

返本還原已到乾。能升能降號飛仙。此中便是丹還理。不遇奇人誓不傳。

陳希夷降牛望月形

專治走精。上欲走時，將左手中指塞右鼻孔內。右手中指按尾閭穴。把精截住，運氣六口。

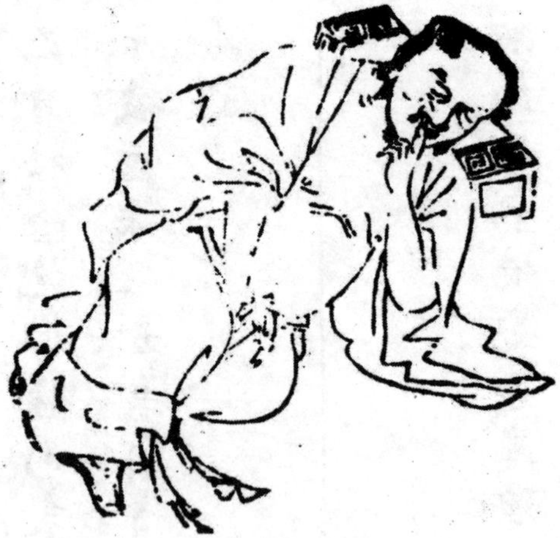

○○神芎湯

人參　枸杞　升麻　川芎　遠志　黄芪　甘草

歸身　杜仲炒　白术　地骨皮　破故紙炒

各等分加生姜一片蓮子去心七箇水煎服

詩曰

嬰兒在竹水中坐。姹女在離火内居。匹配兩家作夫婦。

月産箇定顆珠。

左拔劍勢

治一切心疼。丁字立定，以右手揚起視左，如左手揚起視右，運氣九口，其轉首回顧並全。

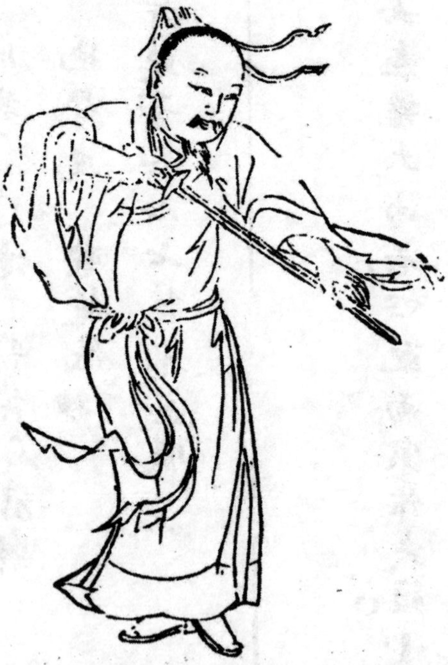

〇〇落盞湯

玄胡索　五靈脂燒烟盡　建蔻仁各六分　良薑　石菖蒲

厚朴　陳皮　藿香各一錢　枳殼　藕梗各六分

用水煎服

詩曰

一月三旬一遇逢〇以時易日法神功〇宗城野戰知凶吉〇增

添霸砂滿項紅〇

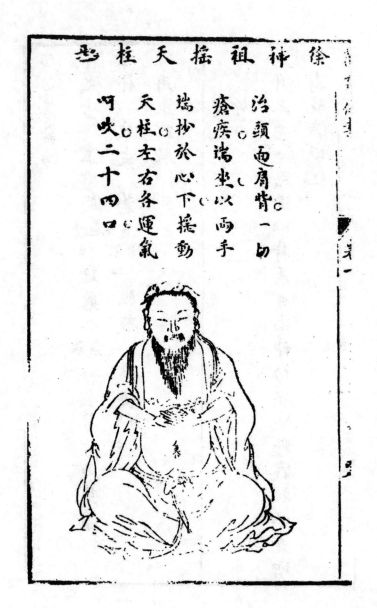

徐神祖搖天柱形

治頭面肩背。一切瘡疾。端坐、以兩手端抄於心下、搖動天柱。左右各運氣呵吹。二十四口。

○消毒散

黄芩　黄連　大黄　白芷　羌活　防風　金銀花

連翹　當歸　荆芥　甘草　天花粉

各等分水煎服

詩曰

擁護三關奪聖機○衡開九竅入精微○黄河倒轉無凝滞○一

到紫宮上下飛○

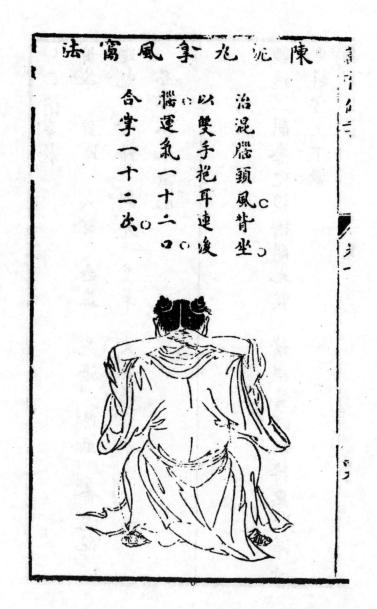

陳泥丸拏風窩法

治混腦頭風。背坐。以雙手抱耳連後腦。運氣一十二口。合掌一十二次。

○○羌活白芷湯

柴胡　茯苓　防風　荊芥　黄連　澤瀉　當歸

白朮　蔓荊　石羔　蒼朮　辛夷　生地　川芎

藁本　甘艸　白芷　羗活　黄芩　細辛　芍藥

各等分加生姜水煎服

詩曰

獨步坤方參聖功廻還乾地老陽中。八卦週流搬運轉。兵

巽坎艮即天宮。

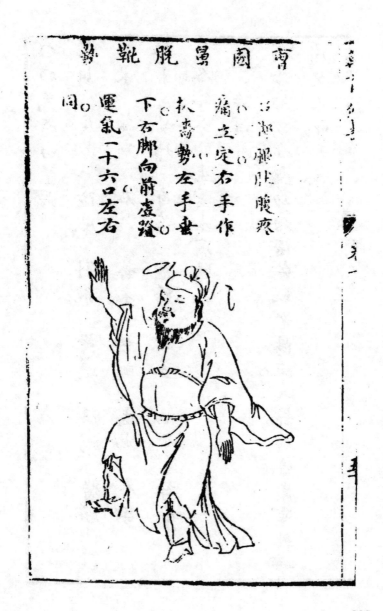

曹國舅脫靴勢

治脚腿肚腹疼痛。立定。右手作拱壽勢。左手垂下。右脚向前虛蹬。運氣一十六口。左右同。

○○羌活鞠窮湯

羌活　川芎　蒼朮炒　白芷　南星製　當歸　神麯各一錢

砂仁　桂枝　防己　木通各八分

右姜三片水煎服

詩曰

猛火燒身無奈何。時光影裡苦無多。車輪又向心中轉。霎

時請出古彌陀。

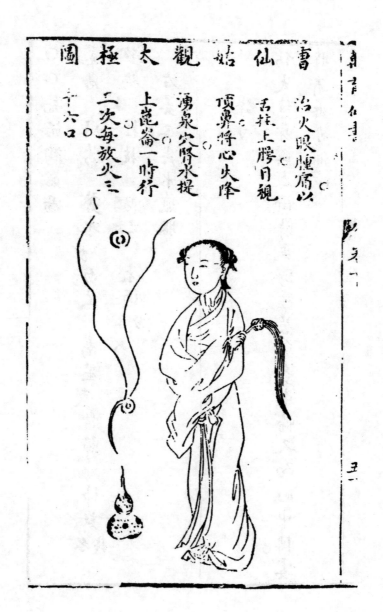

曹仙姑觀太極圖

治火眼腫痛。以舌拄上腭。目視頂鼻。將心火降。湧泉穴腎水提上崑崙。一時行二次。每放火三十六口。

○○明目流氣飲

當歸　白芍　生地　龍膽草　柴胡　黄連　梔子

丹皮各一錢　大黄（酒煮晒乾又煮又晒三七次爲度）加二錢

右用水煎服

詩曰

降龍伏虎説多年。龍不降兮虎不眠。若把兩般相制伏。行看滄海變桑田。

尹清和睡法

治脾胃虛弱。五穀不消。以身仰臥。右脚架左脚上。直舒兩手。搬肩肚腹。往來行功運氣六口。

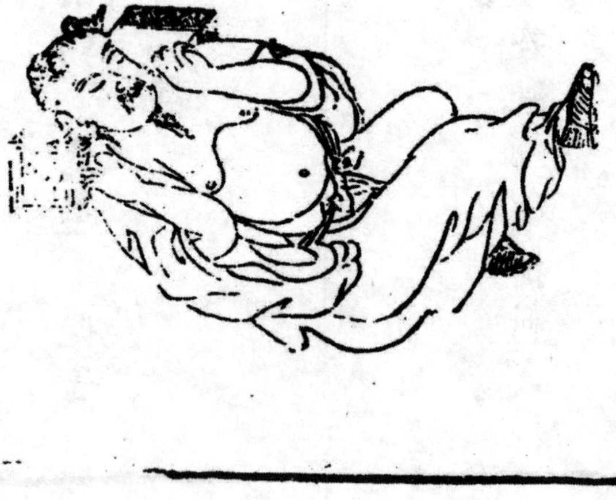

○○健脾丸

白朮土炒 枳實炒 陳皮去白 麥芽炒 神麯炒 山藥 茯苓

蒼朮炒各二兩 厚朴製八錢 木香五錢

以陳米粉糊為丸每服六七十丸米飲下

詩曰

大哉一覺如霹靂。共居相守不多時。今日方知金烏飛。撒手常行隨自歸

孫玄虛烏龍探爪形

治腰腿疼痛，就地坐定，舒兩脚。以兩手前探腿，兩足齊往來行功，運氣十九口。

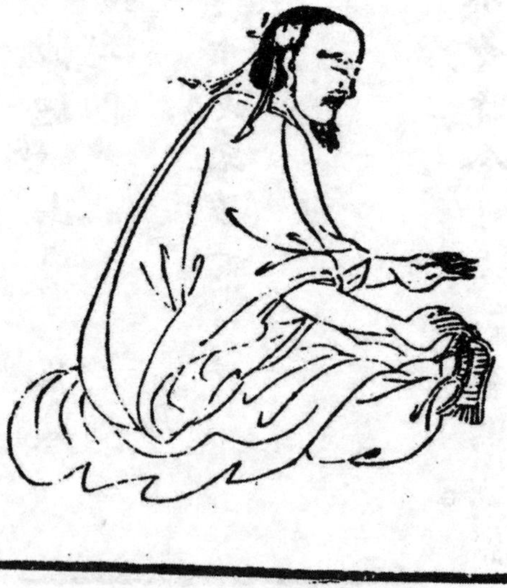

()()牛膝酒

地骨皮　五加皮　薏苡炒，一斤　芎　牛膝各二兩　甘艸

生地三兩　海桐皮一兩半　羌活一兩　杜仲炒，二兩

用無灰好酒如法煮熟，每服一二盃，日常三四次，常令

酒氣不脫。

詩曰

火取南方赤龍血，水滂北山黑虎精。和合二物居一處，舉

兒養就是長生。

高象先鳳張勢

治同前。以身頭
下。曲拳彎腰。起手
過頂。口鼻微出清
氣三四口。左脚向前
右脚尖頂左脚跟運
氣十口

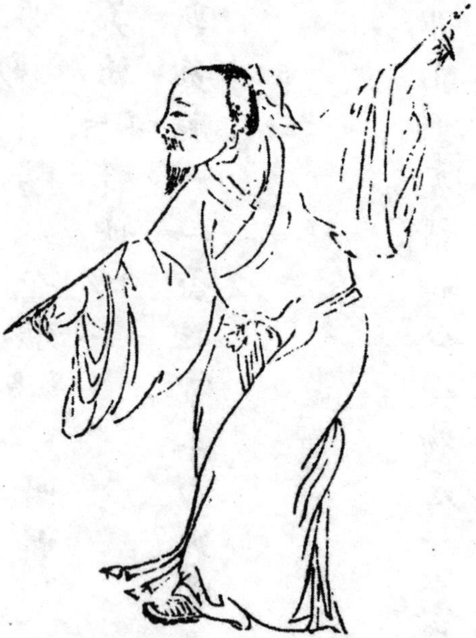

○○流氣飲子

羗活　蒼朮　川芎　當歸　香附　白芍　陳皮

半夏　木香　枳殼　木通　甘草　檳榔　紫蘇

各等分水煎服

詩曰

如來斷臂少人知。華池枯竭好淒淒。麒麟擊斷黃金鎖。獅子冲開白玉梯。

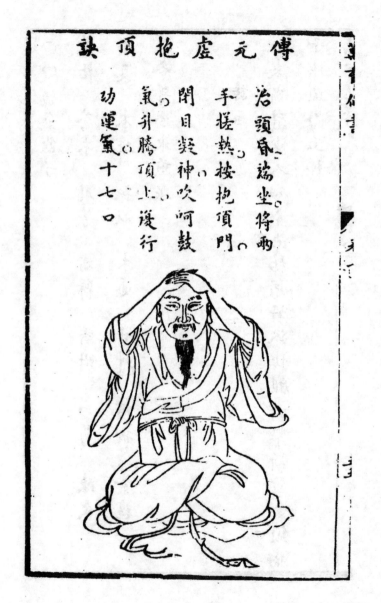

傅元虛抱頂訣

治頭昏。端坐。將兩手搓熱。摟抱頂門。閉目凝神。吹呵鼓氣。升騰頂上。後行功運氣。十七口

〇〇大黃湯

用紋錦大黃。酒蘸曬乾爲末。茶調三錢。服之立效

詩曰

水雲游蹤列西方。認得真身堅固炁。煉就金丹吞入腹。立明宮內礼虛皇。

李弘濟翫月勢

治和氣血、順氣不
攻。將身曲下如虹
恭勢手足俱要爽。
又伏地。左右行動。
各運氣十五口

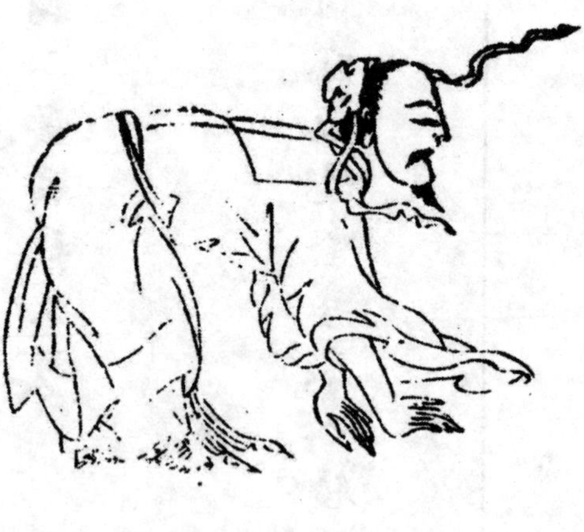

○○和氣養血湯

紫蘇葉一錢　羌活一錢　半夏八分　桑白皮八分　青皮八分

陳皮八分　大腹皮七分　赤茯苓八分　木通八分　赤芍一錢

甘草五分　當歸一錢　肉桂三分

水煎服

詩曰

一回進火一回陽。龍虎盤旋時降光。陰魄和鉛隨日轉。陽魂與汞逐時昌

鐵拐李靠拐勢

治腰背疼痛、背手立住。以拐頂腰。左邊靠之。運氣一百八口。分三咽後用膝跪下。掃地擺蹉。數次。右同法。

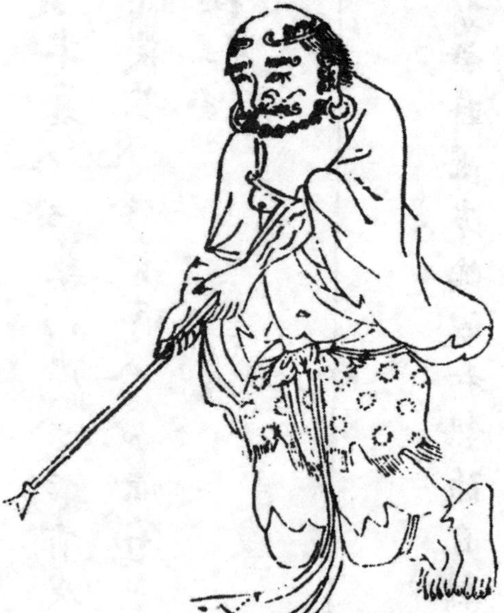

○〇當歸拈痛湯

羌活　甘草炙　黃芩酒浸　茵陳酒炒各五錢　人參　升麻

苦參酒洗　葛根　蒼术各二錢　防風　歸身　知母酒洗

茯苓　澤瀉　猪苓各三錢

每服八錢水煎不拘時服

詩曰

薑芽穿膝兩邊分石女戴帽辦前程立雪絕倒腰臍上梁

柱根倒尾兒傾

玉真山人和腎膛法

治腿疼。端坐。將兩手作拳搓熱。向後精門摩之。數次以多為妙。每次運氣二十四口。

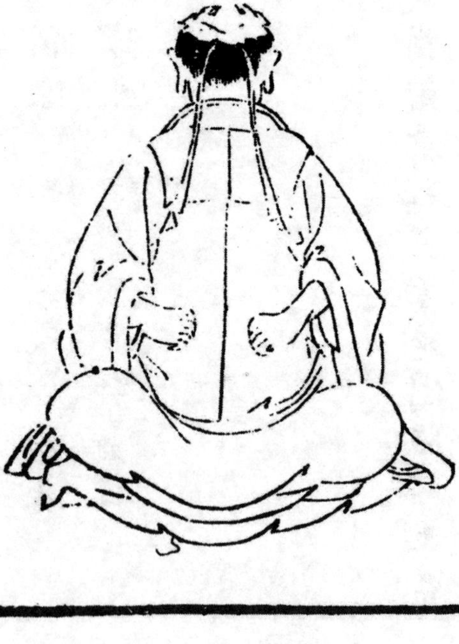

○○清熱勝濕湯

黃柏鹽水拌炒　羌活　澤瀉　蒼朮制　甘草減半　杜仲炒

白芍酒炒　木瓜　威靈仙　陳皮各一錢　牛膝[illegible]

加薑三片水煎服

詩曰

朝朝金鼎懸烟，烟氣色河車運上天○日露遍空滋味彙靈

泉一派湧長川

李楼扑熏手拜形

治同前以身坐定直舒兩脚用搓大腿根以意引存想運氣十六口

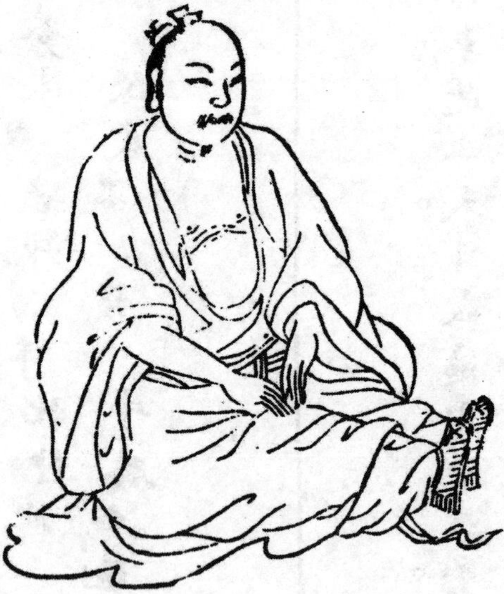

〇〇海桐皮飲

海桐皮　五加皮　川羌活　知母　防風　杜仲炒

牛膝酒浸　薏苡仁炒各一兩半

用好酒入藥煮去火毒空心午前各一服

詩曰

兩乳汁流最可悲。遠望消息少人知。玉崩河海皆枯竭。釣

公臺下ㄟ來特

藍采和烏龍擺角勢

治遍身疼痛，端坐。舒兩脚，兩手握拳。連身向前，運氣一十四口。又以脚踏定，低頭兩手搬兩脚來，運氣二十四口。

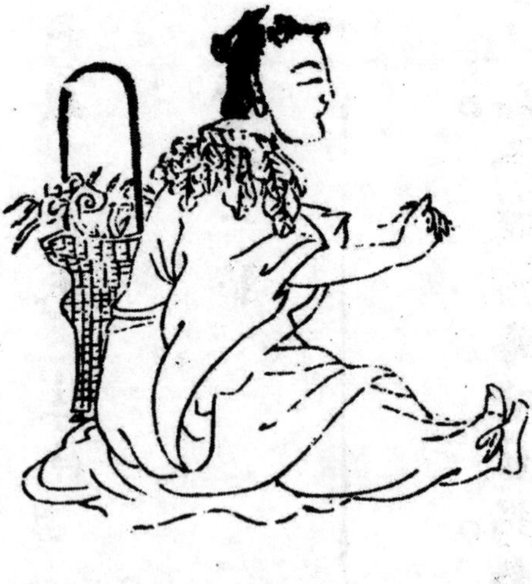

〇〇攢經湯

玄胡索　當歸　肉桂各等分

爲末酒調三四錢隨酒量頻加酒飲之疼止住藥

詩曰

要識五行顛倒顛。龍居山下虎潛田。巽宮坎乾天門夫二離
火開通坤地泉。

金烏獨立形

丨前。以身立定。左、手劍訣指天。右手五雷訣指地、左腳懸空。頭目右視。行功運氣九口。右同。

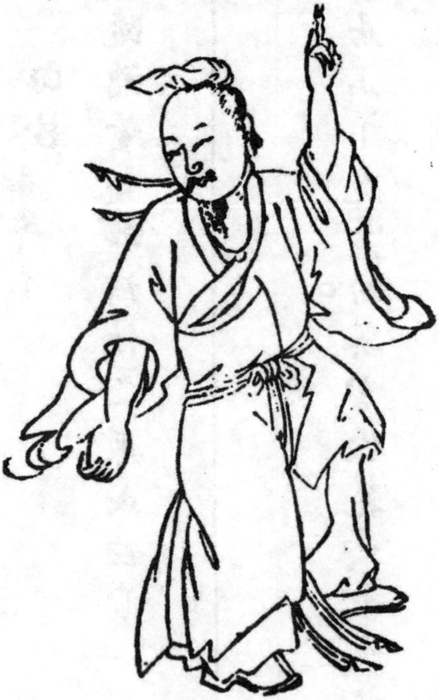

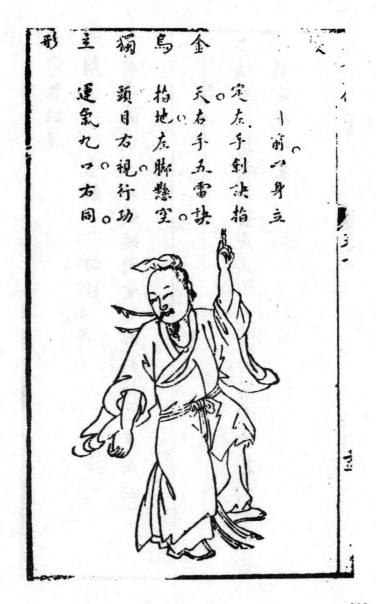

〇〇十補湯

人參　白朮　茯苓　甘草　當歸

川芎　生地　白芍　肉桂　黃芪各等分

加姜棗水煎服

詩曰

周行獨立出群倫，默默昏沈亙古今。能除百病憑功轉，君

參仙府陳乾坤。

夏雲峰烏龍橫地勢

治背脊疼痛。將身曲起，伏地上。兩手按地，兩膝跪下，運氣左右行功各六口

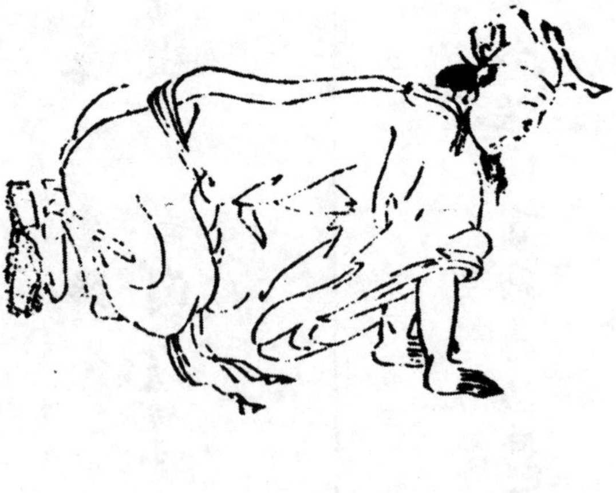

〇〇六合湯

陳皮　半夏　茯苓　烏藥　枳殻

川芎　白芷　羌活　防風　香附

蒼朮　各等分

用水煎服

詩曰

瓊花頂戴冠為雅。奪得天機造化權。鳥上小頂飛日月。說與時人仔細參

郝太古托天形

治肚腹虛膨。端坐。以兩手作托物狀。運氣導引上提九口。下行運氣九口。

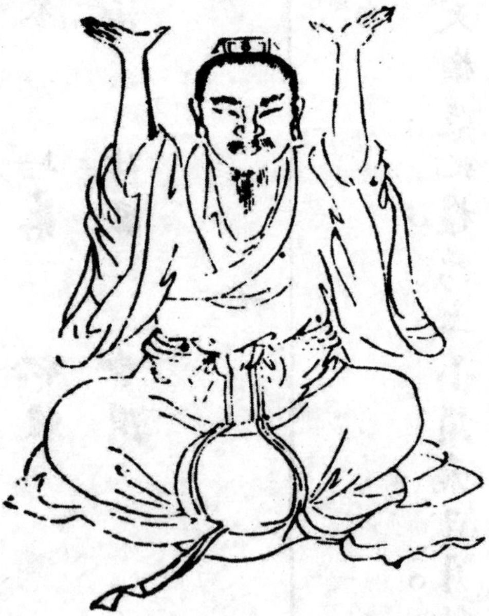

()()香砂苓皮飲

茯苓皮　大腹皮　五加皮　生姜皮　桑白皮

枳殼　砂仁　白朮　蘿蔔子炒　木香

木通　澤瀉　豬苓

右劑各等分水煎食遠服

詩曰

龍虎煉成九轉功　能驅日月走西東　若能火候抽添法　金

液還丹滿頂紅

劉希古猛虎施威勢

治赤白痢疾，以兩手前後如探馬指花，腳亦前後左右進步行功。白痢向左行氣九口。赤痢向右運氣九口。

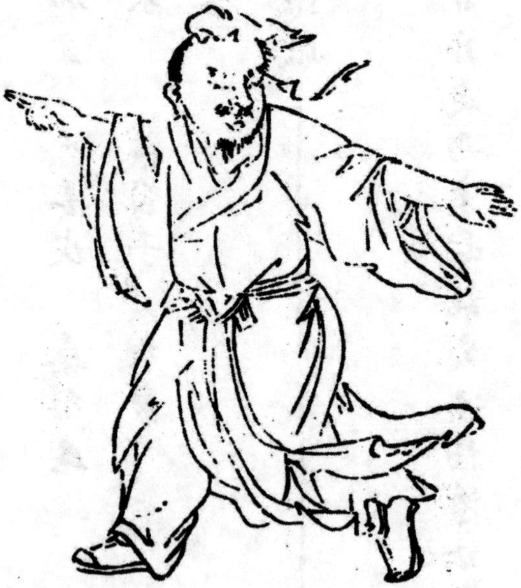

○○白芍藥湯

白芍　當歸錢各一　炙甘二錢半 [illegible]

黃芩　檳榔各八分　木香些須

右剉一劑水煎服

詩曰

釋迦寂滅非真死○ [illegible]

超彼岸不須船○

二 姑搽旗 [illegible]

凝全前曲身向
前雙手直舒出
取勢狀亦將打
腳[illegible]起[illegible][illegible][illegible]
沖氣喉送[illegible][illegible]
十四口左右[illegible]回

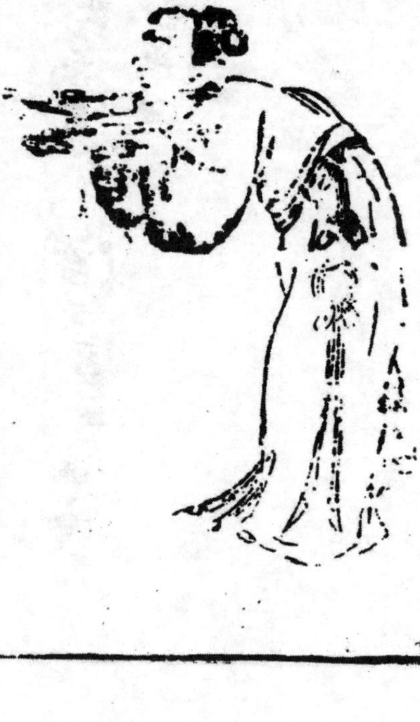

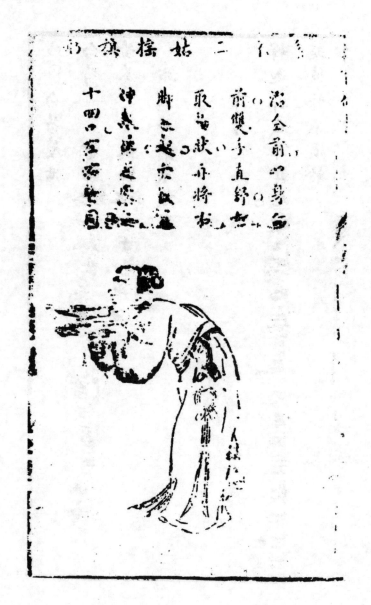

○○真人養臟湯

當歸一錢　茯苓一錢　白芍一錢　人參一　木香三分

白朮一錢　肉荳蔻六分　訶子六分　肉桂[illegible]分

右剉水煎服

詩曰

豎起玄天皂纛旗○消除赤白痢災危○功滿自然居物外○

閒寒若任輪迴○

常天陽童子拜逸

治前後心疼○以身入字並定○低頭至腳前○將手又定腹○上運氣一十九口○

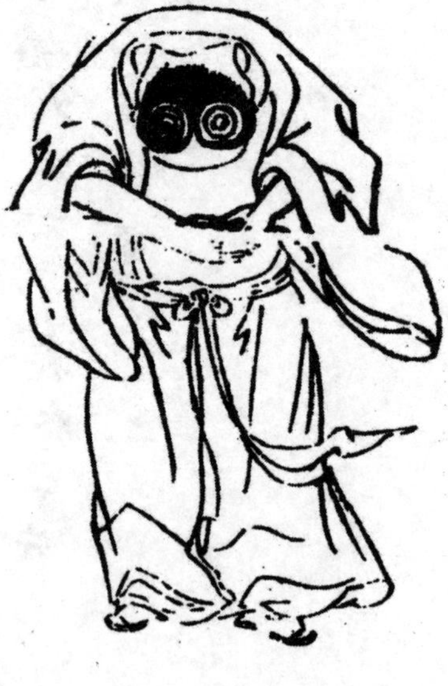

（）（）枳宿二陳湯

半夏　陳皮　枳實　砂仁　香附　木香

厚朴　茴香　玄胡　艸豆蔻　紫蘇莖葉各等分

右剉一劑加姜三片水煎服

詩曰

行持心月澄萬物。住處神珠照十方。靜坐常觀真自在。眠

一時休想眼前花。

東方朔捉拇法

治疝氣。以兩手捉兩脚大拇指。挽五息。引腹中氣。遍行身體。又法，十指通挽行之。尤妙。

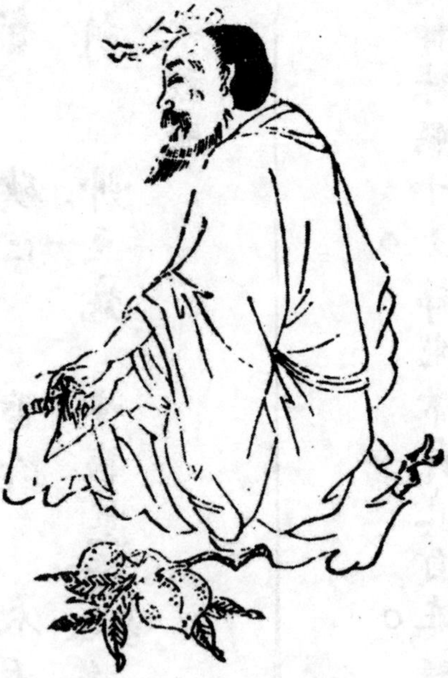

○茴香丸

茯苓　白朮　山查各一兩　枳實八錢　大茴香炒一兩

吳茱萸炒一兩　橘核仁炒二兩　荔枝核一兩

為細末煉蜜丸每丸重一錢五分空心細嚼姜湯送下

詩曰

白鶴飛來下九天。數般嘹喨出輝煳。日月不催人自老。不

如訪道學神仙。

彭祖明目法

踞地坐定以手反背
伸左脛屈右膝壓左
腿上行五息引肺去
風久為之夜視物如
晝又法雞鳴時以兩
手擦熱熨兩目行三
以指拭左右有神光

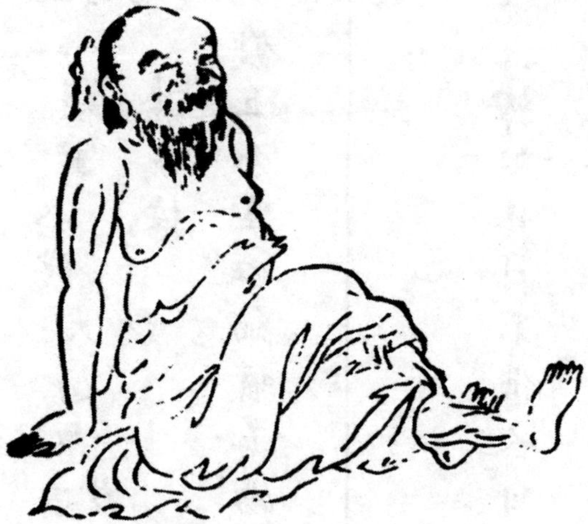

〇〇引月也黄芩

山梔 酒洗 熟地 各四两 知母 盐水少 黄柏 酒炒各二两 兔絲子 酒製

獨活 一两 甘枸杞 二两 川牛膝 酒洗三两 沙苑蒺藜

共為末蜜丸梧子大每服八十九夏月淡鹽湯一·餘月

酒下

詩曰

長生不在說多言〇使向坎離求汞鉛〇大丹三十兩〇上

皇天詔定來宣〇

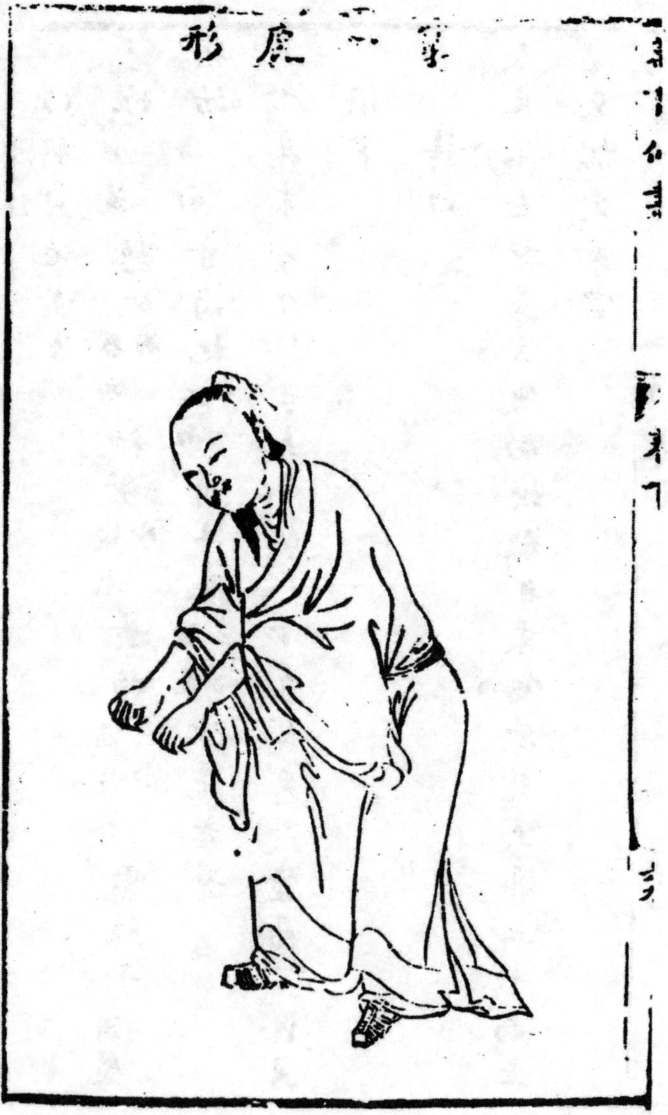
第三虎形

閉氣低頭攢拳。戰如虎威
勢。兩手如提千金。輕輕起
來莫放氣。平身吞氣入腹。
使神氣上而復下。覺腹內
如雷鳴。或七次。如此運動。
一身氣脈調龢。百病不生

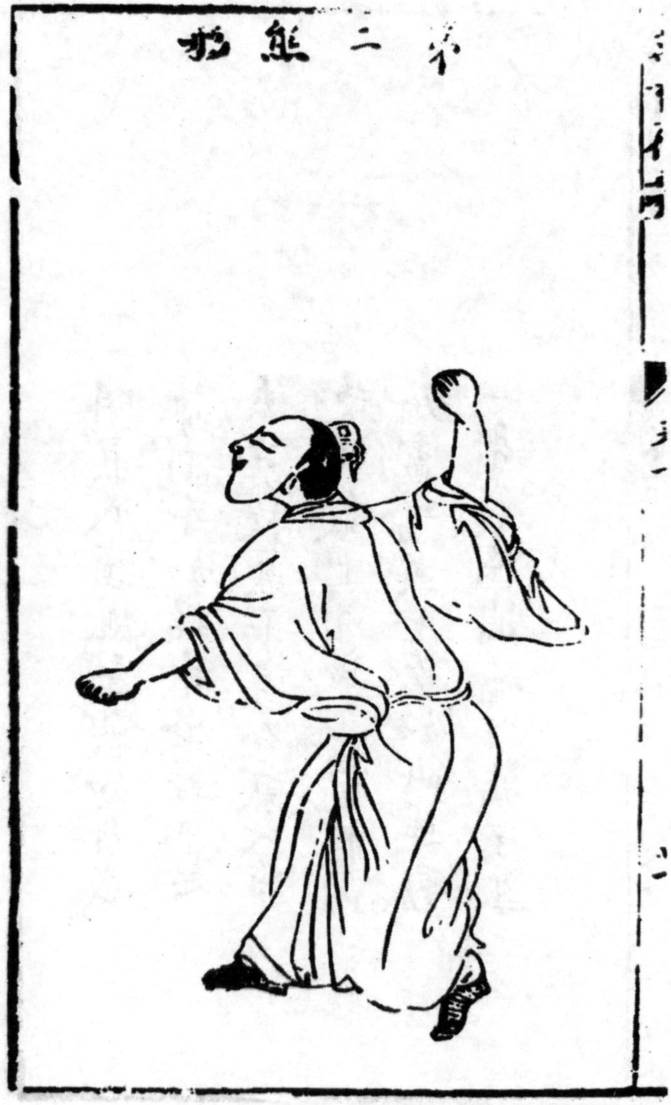
第二熊形

如熊身側起左右擺腳要後立定使氣兩旁脇骨節皆响亦能動腰力除腫或三五次止能舒脇骨而安此乃養血之術也

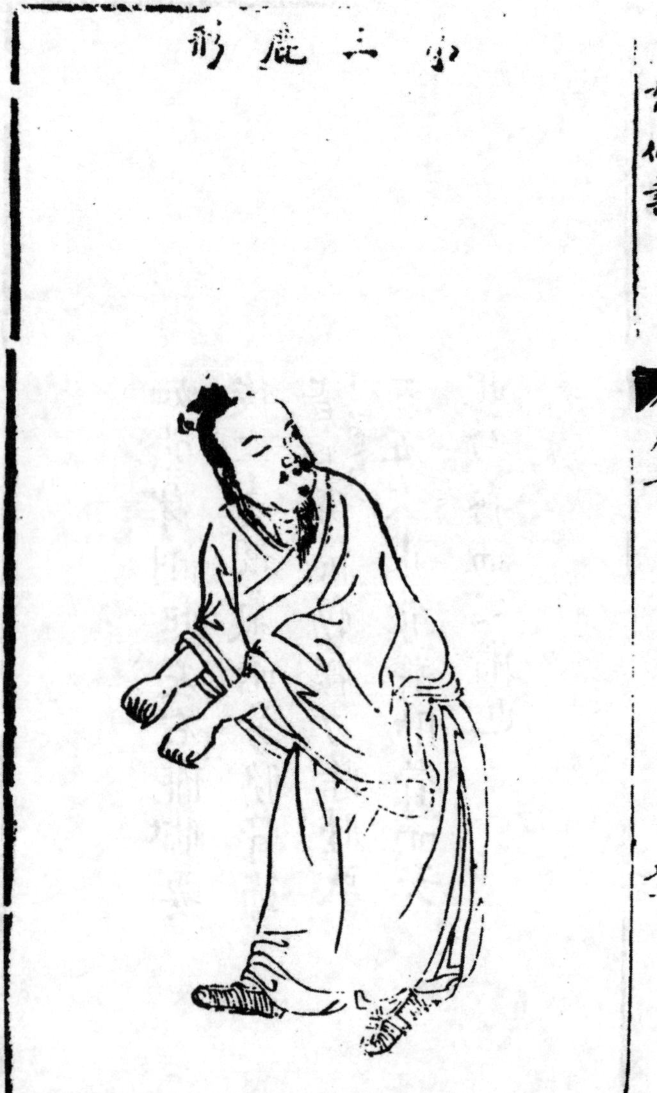
小三鹿形

閉氣低頭撒拳如鹿
轉頭顧尾平身縮肩
立脚尖跳跌踉連天
柱通身皆振動或三
次每日一次也可如
下床做作一次更妙

第四俵形

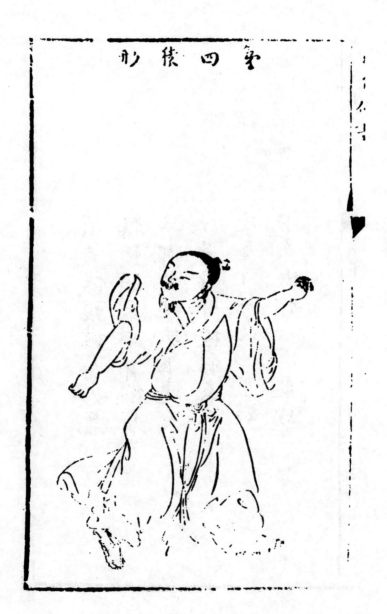

閉氣如後纏樹一隻
手如撚菓一隻脚如
撞起一隻脚跟轉身
更運神氣吞入腹内
覺有汗出方可罷

第五鳥形

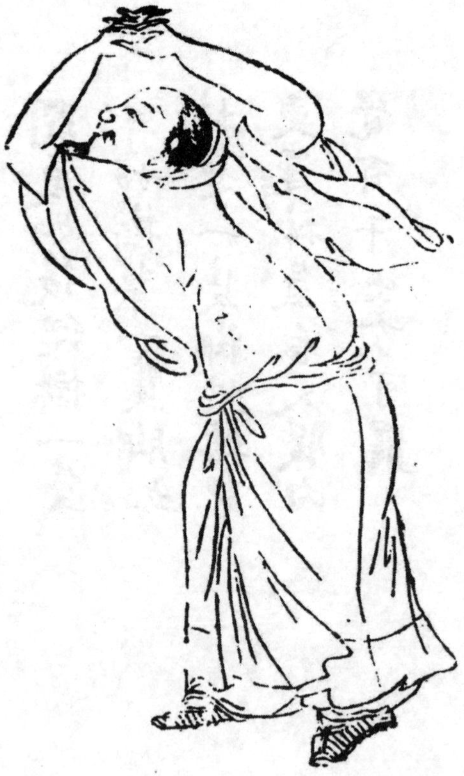

閉氣如鳥飛頭

起吸尾閭氣朝

頂。虛雙手躬前。

頭要仰起迎神

破頂

此謂五禽圖。乃漢神醫華佗所授凡人身體不安作

此五禽圖之戲汗出疾即愈矣

陳希夷左睡功圖

調和真氣五朝元
心息相依念不偏
三物長居於戊己
虎龍盤結大丹圓

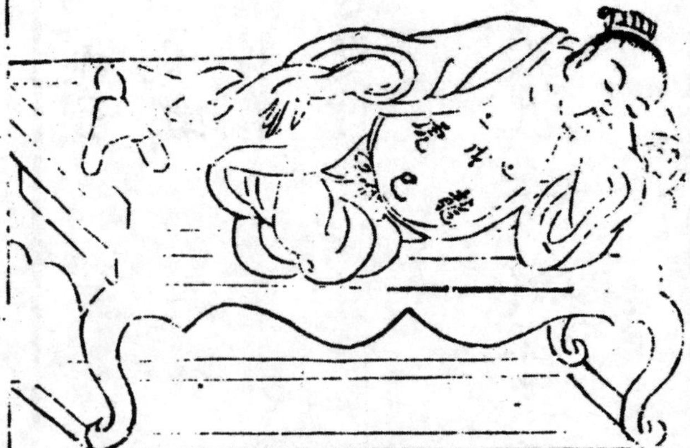

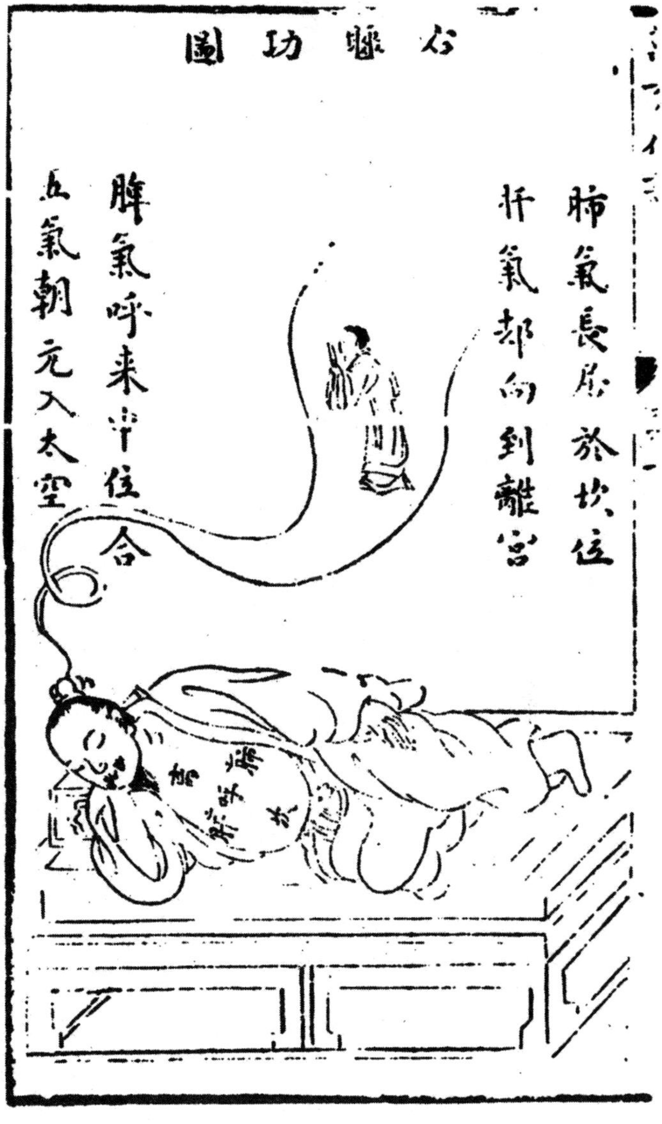
坎離功圖
肺氣長居於坎位
肝氣却向到離宮
脾氣呼來中位合
五氣朝元入太空